La guía del paciente laringectomizado

Itzhak Brook, MD, MSc

Derechos de autor © 2013 Itzhak Brook M.D.
Todos los derechos reservados.

Revisión técnica versión general:

Dr. Alvaro Sanabria. Profesor Asociado. Universidad de Antioquia. Cirujano de Cabeza y Cuello. Fundación Colombiana de Cancerología. Medellín, Colombia

Dr. Joel Arévalo. Cirujano de Cabeza y Cuello. Fundación Colombiana de Cancerología. Medellín, Colombia

Dr. Andrés Rojas. Cirujano de Cabeza y Cuello. Fundación Colombiana de Cancerología. Medellín, Colombia

Revisión técnica versión Centroamérica:

Dr. Martin Granados. Cirujano oncólogo. Departamento de Tumores de Cabeza y Cuello. Instituto Nacional de Cancerología de México. Centro Oncológico, Medica Sur.

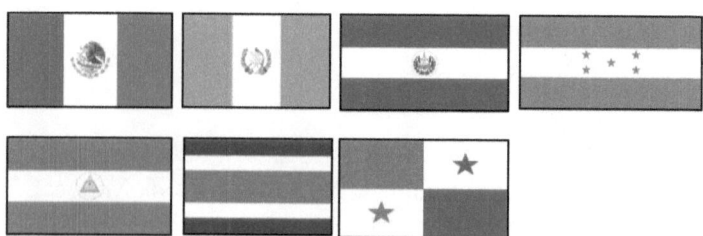

Traducción Inglés-español realizada con apoyo de **Medinistros**.

TABLA DE CONTENIDO

INTRODUCCIÓN..5
CAPÍTULO 1: Diagnóstico y tratamiento del
cáncer de laringe...7
.... **Error! Bookmark not defined.**
CAPÍTULO 2: Cirugía: tipos de laringectomía,
resultados, manejo del dolor y búsqueda de una
segunda opinión 15
CAPÍTULO 3: Efectos secundarios del
tratamiento con radioterapia para el cáncer de
cabeza y cuello 21
CAPÍTULO 4: Efectos secundarios de la
quimioterapia para cáncer de cabeza y cuello ..35
CAPÍTULO 5: Linfedema, inflamación y
entumecimiento del cuello después de la
radioterapia y la cirugía 40
CAPÍTULO 6: Métodos de voz después de una
laringectomía..45
CAPÍTULO 7: Moco y cuidado respiratorio........54
CAPÍTULO 8: Cuidado del estoma 61
CAPÍTULO 9: Cuidado del intercambiador de
calor y humedad (HME) 66
CAPÍTULO 10: Uso y cuidado de la prótesis
fonatoria traqueoesofágica 76
CAPÍTULO 11: Comer, tragar y oler..................89

CAPÍTULO 12: Complicaciones médicas resultantes de la radioterapia y la cirugía: tratamiento del dolor, metástasis del cáncer, hipotiroidismo, y prevención de errores médicos 106

CAPÍTULO 13 Cuidado preventivo: seguimiento, abstención del cigarrillo y vacunación 116

CAPÍTULO 14: Problemas dentales y oxigenoterapia 122

CAPÍTULO 15 Cuestiones psicológicas: depresión, suicidio, incertidumbre, compartir el diagnóstico, el cuidador y la fuente de apoyo . 128

CAPÍTULO 16: Uso de tomografía computarizada, resonancia magnética y tomografía por emisión de positrones en el diagnóstico y seguimiento del cáncer 142

CAPÍTULO 17: Atención urgente, reanimación cardiopulmonar (RCP) y atención del laringectomizado durante la anestesia 146

CAPÍTULO 18: Viajar como laringectomizado 159

Adendum 165

Sobre el autor 169

DEDICATORIA

Este libro está dedicado a mis compañeros laringectomizados y sus cuidadores por su coraje y perseverancia.

RECONOCIMIENTO

Agradezco a Joyce Reback Brook y Carole Kaminsky por su asistencia editorial.

EXENCIÓN DE RESPONSABILIDAD

El Dr. Brook no es un experto en otorrinolaringología y cirugía de cabeza y cuello. Esta guía no sustituye la atención médica brindada por profesionales de la medicina.

Las imágenes 1 y 2, las figuras 1-5 y la portada fueron publicadas con la autorización de Atos Medical Inc.

INTRODUCCIÓN

Soy un médico que se convirtió en paciente laringectomizado en 2008. Fui diagnosticado con cáncer de laringe en 2006 e inicialmente recibí un tratamiento de radioterapia. Luego de sufrir una recaida dos años después, mis doctores recomendaron que la mejor garantía para erradicar el cáncer era una laringectomía total. Han pasado cinco años desde mi operación mientras escribo esto. No ha habido signos de recaida.

Tras convertirme en un paciente laringectomizado, me di cuenta de la magnitud de los retos que los recién laringectomizados enfrentan a la hora de aprender cómo cuidarse a sí mismos. Superar estos retos requiere perfeccionar nuevas técnicas para cuidar nuestra vía respiratoria, lidiar de por vida con los efectos secundarios de la radioterapia y otros tratamientos, vivir con los resultados de las cirugías, enfrentar las incertidumbres sobre el futuro y luchar con los problemas psicológicos, sociales, médicos y dentales. También aprendí sobre las dificultades de la vida como un sobreviviente al cáncer de cabeza y cuello. Este cáncer y su tratamiento afectan algunas de las funciones humanas más básicas: comunicación, nutrición e interacción social.

A medida que aprendí gradualmente a sobrellevar mi vida como laringectomizado, me di cuenta de que las soluciones a muchos problemas no solo se basan en la medicina y la ciencia, sino también en la experiencia y en el ensayo y error. Además, me di cuenta de que lo que funciona para una persona no siempre le puede servir a otra. Debido a que el historial médico, la anatomía y la personalidad varían según la persona, lo mismo pasa con las soluciones. Sin embargo, algunos principios generales de cuidado son útiles para la mayoría de laringectomizados. Tuve la fortuna de beneficiarme de mis médicos, fonoaudiólogos y otros laringectomizados, ya que aprendí a cuidarme a mí mismo y superar un sinnúmero de retos diarios.

Gradualmente me di cuenta de que los nuevos laringectomizados, e incluso los antiguos, probablemente mejorarían su calidad de vida al aprender cómo cuidarse mejor y por sí mismos. Para ello, creé un sitio web (http://dribrook.blogspot.com/) para ayudar a los laringectomizados y otras personas con cáncer de cabeza y cuello. El sitio trata problemas médicos, dentales y psicológicos y también contiene enlaces a videos sobre respiración asistida y otras charlas informativas.

Esta guía práctica se basa en mi sitio web y tiene por objeto brindar información útil que pueda ayudar a los laringectomizados y sus cuidadores a lidiar con los problemas médicos, dentales y psicológicos. Esta guía contiene información sobre los efectos secundarios de la radioterapia y la quimioterapia, los métodos de habla después de la laringectomía, cómo cuidar la vía respiratoria, el estoma, el filtro intercambiador de calor y humedad (HME) y la prótesis de voz. Además, trato problemas de alimentación y deglución, preocupaciones médicas, dentales y psicológicas, respiración y anestesia, así como viajar siendo un laringectomizado.

Esta guía no sustituye la atención médica profesional, pero con suerte será útil para los laringectomizados y sus cuidadores para sobrellevar sus vidas y enfrentar los retos que se les presentan.

CAPÍTULO 1: Diagnóstico y tratamiento del cáncer de laringe

Resumen

El cáncer de la laringe afecta el órgano de la voz. Los tumores que comienzan en la laringe se les llama cáncer de laringe; los tumores de la hipofaringe se les llama cáncer de hipofaringe. (La hipofaringe es la parte de la garganta [faringe] que rodea a ambos lados y por detrás a la laringe). Estos tumores están muy cercanos uno de otro y los principios de tratamiento de ambos son similares y pueden implicar una laringectomía. Aunque la siguiente discusión trata sobre el cáncer de laringe, también aplica de manera general para el cáncer de hipofaringe.

El cáncer de laringe ocurre cuando aparecen células malignas en la laringe. La laringe contiene las cuerdas (o pliegues) vocales que, al vibrar, generan sonidos que crean una voz audible cuando las vibraciones resuenan a través de la garganta, la boca y la nariz.

La laringe se divide en tres regiones anatómicas: la glotis (en la mitad de la laringe, incluye las cuerdas vocales); la supraglotis (en la parte superior, incluye la epiglotis, las aritenoides y los pliegues ariepiglóticos, y las cuerdas vocales falsas); y la subglotis (la base de la laringe). Aunque el cáncer puede desarrollarse en cualquier parte de la laringe, la mayoría de los cánceres de laringe se originan en la glotis. Los cánceres de supraglotis son menos comunes y los tumores subglóticos son los menos frecuentes.

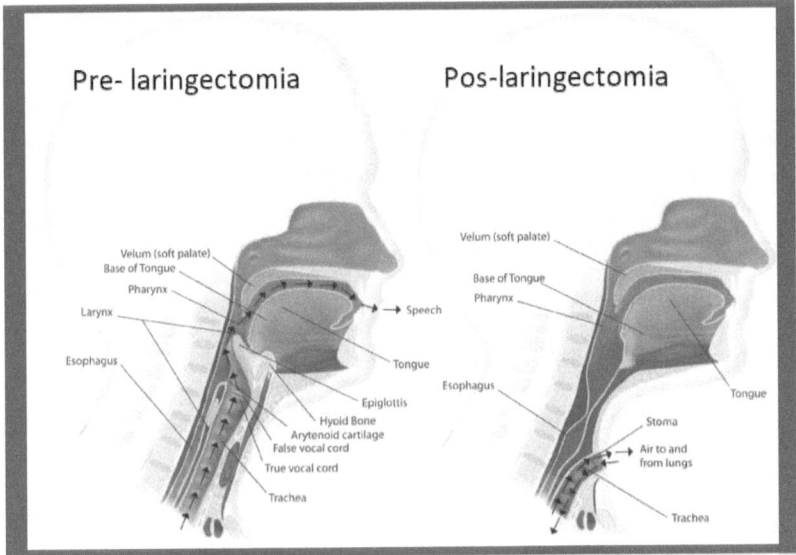

Figura 1: La anatomía antes y después de una laringectomía

Los cánceres de laringe e hipofaringe pueden propagarse por extensión directa hacia estructuras adyacentes, por metástasis hacia los ganglios linfáticos cervicales regionales, o más lejos, a través del torrente sanguíneo hacia otras partes del cuerpo, siendo las más comunes las metástasis distantes hacia los pulmones y el hígado. Los carcinomas epidermoides constituyen entre el 90 y el 95 por ciento de los cánceres de laringe e hipofaringe.

Los principales factores de riesgo del cáncer de laringe son el tabaquismo y el consumo excesivo de alcohol. La exposición al virus del papiloma humano (VPH) ha sido asociada principalmente con el cáncer de orofaringe y, en menor grado, con los cánceres de laringe e hipofaringe.

Hay aproximadamente entre 50 000 y 60 000 laringectomizados en Estados Unidos. Según la Revisión de

Estadísticas de Cáncer del programa Vigilancia, Epidemiología y Resultados Finales (SEER, por sus siglas en inglés); se estima que cada año 12 250 hombres y mujeres son diagnosticados con cáncer de laringe. El número de nuevos pacientes laringectomizados ha disminuido principalmente porque menos personas están fumando y nuevos enfoques terapéuticos permiten conservar la laringe.

Diagnóstico

Los síntomas y señales del cáncer de laringe incluyen:

Sonidos respiratorios anormales (agudos)

Tos crónica (con sangre y sin ella)

Dolor y dificultad para tragar

Sensación de cuerpo extraño en la garganta

Ronquera que no mejora en una o dos semanas

Dolor de cuello y oído

Garganta inflamada que no mejora en una o dos semanas, incluso con antibióticos.

Inflamación o masas en el cuello

Pérdida involuntaria de peso

Los síntomas asociados con el cáncer de laringe dependen de su ubicación. Una ronquera persistente puede ser la queja inicial en un cáncer de la glotis. Los síntomas tardíos pueden incluir dificultad para tragar, dolor de oído, tos crónica y a veces con sangre, y ronquera. Los cánceres supraglóticos con frecuencia son diagnosticados solo cuando causan obstrucción de la vía respiratoria o ganglios linfáticos metastáticos palpables. Normalmente, los tumores

subglóticos primarios se presentan con ronquera o dificultad para respirar al hacer esfuerzos.

No hay un único examen que pueda diagnosticar el cáncer con precisión. Generalmente, la evaluación completa de un paciente requiere un historial minucioso y examen físico, junto con pruebas diagnósticas. Se necesitan muchos exámenes para determinar si una persona tiene cáncer o si los síntomas del cáncer están siendo imitados por otra enfermedad (como una infección).

Se utilizan exámenes de diagnóstico efectivos para confirmar o eliminar la presencia de cáncer, supervisar su avance, y planear y evaluar la efectividad del tratamiento. En algunos casos, es necesario repetir los exámenes si el estado de la persona ha cambiado, si una muestra recogida no es de buena calidad o si se necesita confirmar un resultado anormal de un examen. Los procedimientos diagnósticos para el cáncer incluyen imágenes diagnósticas, exámenes de laboratorio, biopsia del tumor, examen endoscópico, cirugía o exámenes genéticos.

Los siguientes exámenes y procedimientos pueden utilizarse para ayudar a diagnosticar y determinar la etapa del cáncer de laringe, lo cual influye al elegir el tratamiento:

Examen físico de la garganta y el cuello: esto permite al médico palpar ganglios linfáticos inflamados en el cuello y observar la garganta utilizando un espejo pequeño de mango largo para buscar anormalidades.

Endoscopia: procedimiento mediante el cual se inserta un endoscopio (una sonda iluminada flexible) en la vía respiratoria superior hacia la laringe, permitiéndole al examinador ver directamente estas estructuras.

Laringoscopia: procedimiento para examinar la laringe con un espejo o un laringoscopio (una sonda iluminada rígida).

Tomografía computarizada: procedimiento que genera una serie de radiografías detalladas de sitios del cuerpo tomadas desde diferentes direcciones. Un material de contraste, análogo a un colorante, inyectado o ingerido, permite una mejor visualización de los órganos o tejidos.

Resonancia magnética: procedimiento que utiliza un imán y ondas de radio para generar una serie de fotos detalladas de áreas dentro del cuerpo.

Esofagograma: procedimiento para examinar el esófago y el estómago en el que el paciente bebe una solución de bario que recubre el esófago y el estómago, y se obtienen imágenes de rayos X.

Biopsia: procedimiento en el cual se obtienen tejidos para luego observarlos bajo un microscopio y verificar si hay cáncer.

El potencial de recuperación del cáncer de laringe depende de lo siguiente:

La medida en que el cáncer se ha propagado (la "etapa")

La apariencia de las células cancerosas (el "grado")

La(s) ubicación(es) y el tamaño del tumor

La edad, el sexo y el estado general de salud del paciente

Además, fumar tabaco y beber alcohol disminuyen la efectividad del tratamiento para el cáncer de laringe. Los pacientes con cáncer de laringe que continúan fumando y bebiendo tienen menos probabilidad de curarse y más probabilidad de desarrollar un segundo tumor.

Tratamiento del cáncer de laringe

Las personas con cáncer de laringe temprano o pequeño se pueden tratar con cirugía o radioterapia. Las personas con cáncer de laringe avanzado pueden requerir una combinación de tratamientos. Esto puede incluir cirugía y una combinación de radioterapia y quimioterapia, generalmente administrada al mismo tiempo.

La terapia dirigida es otra opción terapéutica específicamente dirigida al cáncer de laringe avanzado. Las terapias dirigidas contra el cáncer se administran mediante el uso de medicamentos u otras sustancias que bloquean el crecimiento y la diseminación del cáncer al interferir con moléculas específicas involucradas en el crecimiento y progresión del tumor.

La elección del tratamiento depende principalmente del estado general de salud del paciente, la ubicación del tumor y si el cáncer se ha diseminado a otras partes.

Generalmente, un equipo de especialistas médicos colabora en la planeación del tratamiento.

Estos pueden incluir:

Médicos del oído, nariz y garganta (otorrinolaringólogos).

Cirujanos de cabeza y cuello

Cirujanos oncólogos

Oncólogos

Oncólogos radioterapeutas

Otros profesionales de la salud que trabajan con el equipo de especialistas pueden incluir un odontólogo, un cirujano plástico, un cirujano reconstructivo, un fonoaudiólogo, un enfermero oncólogo, una nutricionista y un consejero de salud mental.

Las opciones de tratamiento dependen de lo siguiente:

La medida en que el cáncer se ha diseminado (la "etapa").

La ubicación y el tamaño del tumor

La posibilidad de mantener la capacidad del paciente para hablar, comer y respirar de la manera más normal posible.

La sospecha de que el cáncer haya regresado.

El equipo médico describe las opciones de tratamiento disponibles para el paciente y cuáles son los resultados esperados, así como los posibles efectos secundarios. Los pacientes deberían considerar cuidadosamente las opciones y entender cómo estos tratamientos pueden afectar su capacidad para comer, tragar y hablar, y si estos tratamientos alterarán su apariencia durante y después del tratamiento. El paciente y su equipo médico pueden trabajar juntos para desarrollar un plan de tratamiento que se ajuste a las necesidades y expectativas del paciente.

La atención de apoyo para controlar el dolor y otros síntomas que pueden aliviar los posibles efectos secundarios y reducir las preocupaciones emocionales deben estar disponibles antes, durante y después del tratamiento del cáncer.

Los pacientes deberían estar bien informados antes de hacer su elección. Si es necesario, es útil obtener una segunda opinión médica o quirúrgica. Es conveniente que un representante del paciente (miembro de la familia o amigo) asista a las reuniones con el equipo médico ya que puede ayudar al paciente a tomar la mejor decisión.

Se sugiere formular las siguientes preguntas al equipo médico:

¿Cuál es el tamaño, ubicación, extensión y etapa del tumor?

¿Cuáles son las opciones de tratamiento? ¿Incluyen cirugía, radioterapia, quimioterapia o una combinación de estas?

¿Cuáles son los efectos secundarios, riesgos y beneficios esperados de cada tipo de tratamiento?

¿Cómo se pueden manejar los efectos secundarios?

¿Cómo será el sonido de la voz con cada uno de los tratamientos anteriores?

¿Qué posibilidades hay de poder comer con normalidad?

¿Cómo prepararse para el tratamiento?

¿El tratamiento requerirá hospitalización? Si es así, ¿por cuánto tiempo?

¿Cuál es el costo estimado del tratamiento y lo cubrirá el seguro?

¿Cómo afectará el tratamiento mi vida, trabajo y actividades normales?

¿Un estudio de investigación (ensayo clínico) es una buena opción?

¿El doctor puede recomendar un experto para una segunda opinión sobre las opciones de tratamiento?

¿Cada cuánto y por cuánto tiempo se necesitarán seguimientos?

CAPÍTULO 2: Cirugía: tipos de laringectomía, resultados, manejo del dolor y búsqueda de una segunda opinión

Tipos de laringectomía

A menudo, el tratamiento del cáncer de laringe incluye cirugía. El cirujano puede usar bisturí o láser. La cirugía láser se realiza con un dispositivo que genera un rayo de luz intenso que corta o destruye tejidos.

Hay dos tipos de cirugía para remover el cáncer de laringe:

Remoción de una parte de la laringe: el cirujano extrae solo la parte de la laringe que contiene al tumor.

Remoción de toda la laringe: el cirujano remueve toda la laringe y algunos tejidos adyacentes.

Durante cualquier tipo de cirugía, es posible que también se remuevan los ganglios linfáticos que están cerca o drenan el sitio canceroso.

Puede que el paciente necesite someterse a cirugía plástica o reconstructiva para reconstruir los tejidos afectados. El cirujano puede obtener tejidos de otras partes del cuerpo para reparar el sitio de la cirugía en la garganta o el cuello. En ocasiones, la cirugía plástica o reconstructiva puede realizarse al mismo tiempo que se remueve el cáncer o puede realizarse después.

La cicatrización después de la cirugía toma tiempo. El tiempo necesario de recuperación varía según la persona.

Resultados de la cirugía

Los resultados principales de la cirugía pueden incluir lo siguiente:

1. Inflamación de la garganta y del cuello.
2. Dolor local.
3. Cansancio.
4. Aumento de la producción de moco.
5. Cambios en la apariencia física.
6. Entumecimiento, rigidez y debilidad muscular.
7. Traqueostomía.

La mayoría de las personas se sienten débiles o cansadas durante algún tiempo después de la cirugía, tienen el cuello hinchado y experimentan dolor e incomodidad durante los primeros días. Los medicamentos para el dolor pueden aliviar algunos de estos síntomas. (Véase Tratamiento del dolor, página 104)

La cirugía puede alterar la capacidad para tragar, comer o hablar. Sin embargo, no todos los efectos son permanentes, tal como se analiza más adelante en la guía (véase capítulos 6 y 11). Aquellos que pierden la capacidad de hablar tras la cirugía, pueden encontrar útil comunicarse por escrito con una libreta, un tablero para escribir (como un tablero mágico), un teléfono celular o un computador. Antes de la cirugía puede ser útil hacer una grabación para la máquina contestadora o correo de voz para informar a las personas que llaman sobre las dificultades de uno para hablar.

Se puede utilizar una laringe electrónica para hablar en pocos días tras la cirugía. (Véase Laringe electrónica, página 49) Debido a la inflamación del cuello y a las suturas posquirúrgicas, se prefiere la vía intraoral para liberar vibraciones con una sonda con forma de pitillo.

Preparación para la cirugía

Antes de la cirugía es importante conversar a fondo con el cirujano sobre todas las opciones terapéuticas y quirúrgicas disponibles y sus resultados a corto y largo plazo. Los pacientes programados para cirugía pueden estar ansiosos y bajo mucho estrés. Por lo tanto, es importante que un representante del paciente (como un miembro de la familia o amigo) también asista a las reuniones con el cirujano. Es importante preguntar y hablar libremente sobre cualquier preocupación y pedir aclaraciones. Puede que sea necesario escuchar varias veces las explicaciones hasta que se entiendan por completo. Es útil preparar preguntas para el cirujano antes de la reunión y escribir la información obtenida.

Además de la consulta con el cirujano, también es importante ver a los siguientes profesionales médicos y paramédicos:

Internista o médico de família.

Cualquier especialista que uno consulte para un problema médico específico (p. ej., cardiólogo, neumólogo, etc.).

radioterapeuta

Oncólogo

Anestesiólogo

Odontólogo

Fonoaudiólogo (FA)

Trabajador social o consejero de salud mental

Nutricionista

También es muy útil reunirse con otras personas que ya hayan sido sometidas a una laringectomía. Ellos pueden guiar al paciente sobre posibles opciones de habla, compartir algunas de sus experiencias y brindar apoyo emocional.

Obtener una segunda opinión

Al enfrentarse a un nuevo diagnóstico médico que requiere decidir entre varias opciones terapéuticas, incluso cirugía, es importante obtener una segunda opinión. Es posible que haya diferentes enfoques médicos y quirúrgicos, y una segunda (o incluso una tercera) opinión puede ser invaluable. Es sensato obtener la opinión de médicos experimentados en los problemas en cuestión. Hay muchas situaciones en las que el tratamiento no se puede revertir. Por eso es muy importante escoger el curso de terapia tras consultar con al menos otro especialista.

Algunas personas pueden mostrarse reacias a solicitar una remisión para ver a otro médico y pedir una segunda opinión. Algunas pueden tener miedo de que esto se interprete como falta de confianza en su médico de cabecera o dudas sobre su competencia. La mayoría de médicos animan a sus pacientes a que obtengan una segunda opinión y no se sentirán insultados o intimidados por tal solicitud. Además, el sistema de salud garantiza este derecho.

El segundo doctor puede estar de acuerdo con el diagnóstico y el plan de tratamiento del primer doctor. En otros casos, el otro médico puede sugerir un enfoque distinto. De cualquier forma, el paciente al final obtiene más información valiosa y se siente con mayor sensación de control. Finalmente, uno puede sentirse más seguro acerca de las decisiones que toma sabiendo que se han considerado todas las opciones.

Reunir los registros médicos y ver a otro médico puede llevar algo de tiempo y esfuerzo. En general, la demora prudente en iniciar el tratamiento no hará que el tratamiento eventual sea menos efectivo. Sin embargo, uno debe discutir cualquier posible retraso con el médico.

Hay muchas maneras de encontrar un experto para una segunda opinión. Para ver a otro especialista se puede solicitar una remisión al médico de cabecera, a una sociedad médica local o estatal, a un hospital cercano o a una facultad de medicina. Aunque los pacientes con cáncer suelen tener prisa por recibir tratamiento y eliminar el cáncer lo antes posible, vale la pena esperar otra opinión.

Manejo del dolor después de la cirugía

El grado de dolor experimentado después de la laringectomía (o cualquier otra cirugía de cabeza y cuello) es muy subjetivo, pero, como regla general, cuanto más extensa sea la cirugía, mayor será la probabilidad de que el paciente experimente dolor. Ciertos tipos de procedimientos reconstructivos, en los que se transfiere tejido (un colgajo) de los músculos del tórax, el antebrazo, el muslo, el intestino o un ascenso del estómago, se asocian con un mayor dolor o dolor prolongado.

Aquellos que se someten a una disección radical del cuello como parte de la cirugía pueden experimentar dolor adicional. En la actualidad, la mayoría de los pacientes se someten a un "*vaciamiento radical del cuello modificado*" cuando el nervio espinal accesorio no se extrae. Si el nervio espinal accesorio se corta o se extrae durante la cirugía, es más probable que el paciente tenga molestias en el hombro, rigidez y pérdida a largo plazo del rango de movimiento. Algunas de las molestias concomitantes de este procedimiento se pueden revertir con ejercicio y terapia física.

Para las personas que experimentan dolor crónico como resultado de la laringectomía o cualquier otra cirugía de cabeza y cuello, es muy útil la evaluación de un especialista en el manejo del dolor. (Véase Tratamiento del dolor, página 104

CAPÍTULO 3: Efectos secundarios del tratamiento con radioterapia para el cáncer de cabeza y cuello

La radioterapia se utiliza a menudo para tratar el cáncer de cabeza y cuello. El objetivo de la radioterapia es eliminar las células cancerosas. Debido a que estas células se dividen y crecen a un ritmo más rápido que las células normales, es más probable que sean destruidas por la radiación. Por el contrario, las células sanas, aunque pueden sufrir daños, generalmente se recuperan.

Si se recomienda radioterapia, el oncólogo radioterapeuta establece un plan de tratamiento que incluye la dosis total de radiación que se administrará, la cantidad de tratamientos que se aplicarán y su cronograma. Estos se basan en el tipo y la ubicación del tumor, el estado general de salud del paciente y otros tratamientos presentes o pasados.

Los efectos secundarios de la radioterapia para el cáncer de cabeza y cuello se dividen en tempranos (agudos) y a largo plazo (crónicos). Los efectos secundarios tempranos ocurren durante el curso de la terapia y durante el período inmediato posterior a la terapia (aproximadamente dos o tres semanas después de la finalización de un ciclo de radioterapia). Los efectos crónicos pueden manifestarse en cualquier momento posterior, desde semanas hasta años después.

Usualmente, los pacientes sienten más molestia con los efectos tempranos de la radioterapia, aunque generalmente estos se resuelven con el tiempo. Sin embargo, dado que los efectos a largo plazo pueden requerir cuidados de por vida, es importante reconocerlos para evitarlos o enfrentar sus consecuencias. El conocimiento de los efectos secundarios de la radioterapia puede permitir su detección temprana y un manejo adecuado.

Las personas con cáncer de cabeza y cuello deben recibir asesoría sobre la importancia de dejar de fumar. Además del hecho de que fumar es un factor de riesgo importante para el cáncer de cabeza y cuello, el riesgo de cáncer en fumadores aumenta más por el consumo de alcohol. Fumar también puede influir en el pronóstico del cáncer. Cuando se continúa fumando durante y después de la radioterapia se puede aumentar la gravedad y la duración de las reacciones de la mucosa, empeorar la sequedad bucal (xerostomía) y comprometer el resultado del paciente. Los pacientes que continúan fumando mientras reciben radioterapia tienen una menor tasa de supervivencia a largo plazo que aquellos que no fuman. (Véase Evitar fumar y beber alcohol, página 115)

1. Efectos secundarios tempranos

Los efectos secundarios tempranos incluyen la inflamación de la mucosa (mucositis), deglución dolorosa (odinofagia), dificultad para tragar (disfagia), ronquera, falta de saliva (xerostomía), dolor orofacial, dermatitis, náuseas, vómito y pérdida de peso. Estas complicaciones pueden interferir en el tratamiento y retrasarlo. Hasta cierto punto, estos efectos secundarios ocurren en la mayoría de los pacientes y generalmente desaparecen con el tiempo.

La gravedad de estos efectos secundarios está influenciada por la cantidad de radioterapia y el método por el cual se administra, la ubicación y extensión del tumor, y la salud y los hábitos generales del paciente (es decir, fumar y beber alcohol de manera continua).

Daño en la piel

La radiación puede causar un daño en la piel similar a una quemadura de sol, que puede agravarse aún más con la quimioterapia. Es aconsejable evitar la exposición a potenciales irritantes químicos, el sol y el viento directos, y la aplicación local de lociones o ungüentos antes de la radioterapia que puedan cambiar la profundidad de la penetración de la radiación. Hay una serie de productos para el cuidado de la piel que se pueden usar durante el tratamiento con radioterapia para lubricar y proteger la piel.

Sequedad bucal

La pérdida de producción de saliva (o xerostomía) está relacionada con la dosis de radioterapia administrada y el volumen de tejido salival irradiado. Beber líquidos adecuados y enjuagar y hacer gárgaras con una solución diluida de sal y bicarbonato de sodio son útiles para refrescar la boca, aflojar las secreciones orales espesas y aliviar el dolor leve. La saliva artificial y mojar constantemente la boca con agua también puede ser útil.

Alteraciones en el gusto

La radioterapia puede provocar cambios en el gusto y dolor de lengua. Dichos efectos secundarios pueden disminuir aún más el consumo de alimentos. El gusto alterado y el dolor de lengua desaparecen gradualmente en la mayoría de los pacientes durante un período de seis meses, aunque en algunos casos la recuperación del gusto es incompleta. Muchas personas experimentan una alteración permanente en su gusto.

Inflamación de la mucosa orofaríngea (mucositis)

La radioterapia, como la quimioterapia, dañan la mucosa orofaríngea, lo que provoca una mucositis que se desarrolla gradualmente, por lo general de dos a tres semanas después de comenzar la radioterapia. Su incidencia y gravedad dependen del campo, dosis total y duración de la radioterapia. La quimioterapia puede agravar la afección. La mucositis puede ser dolorosa e interferir con la ingesta de alimentos y la nutrición.

El manejo incluye una higiene bucal meticulosa, modificación de la dieta y anestésicos tópicos combinados con una suspensión antiácida y antimicótica ("coctel"). Se deben evitar alimentos de sabor picante o ácido, y calientes, así como todo tipo de alcohol. Es posible que se presenten infecciones bacterianas, virales (p. ej., herpes) y fúngicas (p. ej., cándida) secundarias. Puede que sea necesario controlar el dolor (usando opiáceos o gabapentina).

La mucositis puede conducir a una deficiencia nutricional. Aquellos que experimentan una pérdida de peso significativa o episodios recurrentes de deshidratación pueden requerir alimentación a través de una sonda de alimentación por gastrostomía.

Dolor orofacial

El dolor orofacial es común en pacientes con cáncer de cabeza y cuello y ocurre hasta en la mitad de los pacientes antes de la radioterapia, en ochenta por ciento de los pacientes durante el tratamiento y en un tercio de los pacientes hasta seis meses después del tratamiento. El dolor puede ser causado por la mucositis, que puede agudizarse por la quimioterapia concurrente y por el daño causado por el cáncer, la infección, la inflamación y la cicatrización debido a la cirugía u otros tratamientos. El manejo del dolor incluye el uso de analgésicos y narcóticos. (Véase Manejo del dolor, página 104).

Náuseas y vómito

La radioterapia puede causar náuseas. Cuando sucede, generalmente ocurre de dos a seis horas después de una sesión de radioterapia y usualmente dura unas dos horas. Las náuseas pueden o no estar acompañadas de vómito.

El manejo incluye:

- Comer comidas pequeñas y frecuentes durante todo el día en lugar de tres comidas grandes. Las náuseas a menudo empeoran si el estómago está vacío.

- Comer despacio, masticar la comida por completo y mantenerse relajado.

- Comer alimentos fríos o a temperatura ambiente. El olor a comida caliente o tibia puede provocar náuseas.

- Evitar alimentos difíciles de digerir, como los alimentos picantes o los alimentos con alto contenido de grasa o acompañados de salsas pesadas.

- Descansar después de comer. Al acostarse, la cabeza debe estar elevada alrededor de 30 cm.

- Tomar bebidas y otros líquidos entre comidas en lugar de tomar bebidas con las comidas.

- Beber 6 vasos de 8 onzas de líquido por día para prevenir la deshidratación. Las bebidas frías, cubitos de hielo, paletas heladas o gelatina son adecuados.

- Comer más comida a la hora del día cuando uno tiene menos náuseas.

- Informar al médico o enfermera antes de cada sesión de tratamiento cuando uno desarrolla náuseas persistentes.

- Tratar los vómitos persistentes de inmediato, ya que esto puede causar deshidratación.

- Recibir medicamentos contra las náuseas de un profesional de la salud.

El vómito persistente puede hacer que el cuerpo pierda grandes cantidades de agua y nutrientes. Si el vómito persiste más de tres veces al día y uno no bebe suficientes líquidos, podría provocar deshidratación. Esta afección puede causar complicaciones graves si no se trata.

Los signos de deshidratación incluyen:

- Poca cantidad de orina
- Orina oscura
- Pulso acelerado
- Dolores de cabeza
- Piel seca y enrojecida
- Lengua blanca
- Irritabilidad y confusión

El vómito persistente puede reducir la efectividad de los medicamentos. Si el vómito persiste, la radioterapia puede detenerse temporalmente. Los líquidos administrados por vía intravenosa ayudan al cuerpo a recuperar nutrientes y electrolitos.

Agotamiento (fatiga)

La fatiga es uno de los efectos secundarios más comunes de la radioterapia. La radioterapia puede causar fatiga acumulada (fatiga que aumenta con el tiempo). Por lo general, dura de tres a cuatro semanas después de que finaliza el tratamiento, pero puede continuar hasta por dos o tres meses.

Los factores que contribuyen a la fatiga son: anemia, disminución de la ingesta de alimentos y líquidos, medicamentos, hipotiroidismo, dolor, estrés, depresión y falta de sueño (insomnio) y descanso.

El descanso, conservar la energía y corregir los anteriores factores contribuyentes pueden mejorar la fatiga.

Otros efectos secundarios incluyen trismo (véase página 29) y problemas de audición (véase página 27).

2. Efectos secundarios tardíos

Los efectos secundarios tardíos de la radioterapia incluyen: pérdida permanente de saliva, osteorradionecrosis, ototoxicidad, fibrosis, linfedema, hipotiroidismo y daño a las estructuras del cuello.

Sequedad bucal permanente

Aunque la sequedad bucal (xerostomía) mejora en la mayoría de las personas con el tiempo, esta puede ser de larga duración.

El manejo incluye sustitutos salivales o saliva artificial y sorbos frecuentes de agua. Esto puede ocasionar micción frecuente durante la noche, especialmente en hombres con hipertrofia prostática y en aquellos con vejigas pequeñas. Las opciones de tratamiento disponibles incluyen medicamentos tales como estimulantes salivales (sialagogos) pilocarpina, amifostina, cevimelina y acupuntura.

Osteorradionecrosis de la mandíbula

Esta es una complicación potencialmente grave que puede requerir intervención y reconstrucción quirúrgica. Dependiendo de la ubicación y extensión de la lesión, los síntomas pueden incluir dolor, mal aliento, distorsión del gusto (disgeusia), "*molestias inespecíficas*", entumecimiento (anestesia), trismo, dificultad para masticar y hablar, formación de fístulas, fractura patológica, e infección local o sistémica.

El maxilar (mandíbula) es el hueso que se afecta más frecuentemente, especialmente en aquellos tratados por cáncer de nasofaringe. La afectación maxilar es rara debido a la circulación sanguínea colateral que recibe.

La extracción de dientes y las enfermedades dentales en áreas irradiadas son los principales factores en el desarrollo de osteorradionecrosis. (Véase Problemas dentales, página 119). En algunos casos, es necesario extraer los dientes antes de la radioterapia si están en el área que recibe la radiación y están demasiado cariados para conservarlos con relleno o endodoncia. Un diente no saludable puede servir como una fuente de infección en el maxilar, la cual puede ser particularmente difícil de tratar después de la radioterapia.

La extracción y reparación de dientes no recuperables y enfermos antes de la radioterapia puede reducir el riesgo de esta complicación. La osteorradionecrosis leve puede tratarse de forma conservadora con desbridamiento, antibióticos y, en ocasiones, ultrasonido. Cuando la necrosis es extensa, a menudo se lleva a cabo una resección radical, seguida de reconstrucción microvascular.

La profilaxis dental puede reducir este problema. (Véase Problemas dentales, página 119). Los tratamientos especiales con flúor pueden ayudar con los problemas dentales, junto con el cepillado, el uso del hilo dental y la limpieza regular realizada por un odontólogo.

La terapia de oxígeno hiperbárico (TOH) se ha usado a menudo en pacientes en riesgo o en aquellos que desarrollan osteorradionecrosis de la mandíbula. Sin embargo, los datos disponibles sobre los beneficios clínicos de la TOH para la prevención y tratamiento de la osteorradionecrosis son contradictorios. (Véase terapia de oxígeno hiperbárico, página 121)

Los pacientes deben recordar a sus odontólogos acerca de su radioterapia antes de la extracción o cirugía dental. La osteorradionecrosis puede prevenirse mediante la administración de una serie de TOH antes y después de estos procedimientos. Esto se recomienda si el diente involucrado se encuentra en un área que ha estado expuesta a una alta dosis de radiación. Puede ser útil consultar al radiooncólogo que administró el tratamiento de radioterapia para determinar el grado de exposición previa.

Fibrosis y trismo

Las dosis altas de radioterapia en la cabeza y el cuello pueden provocar fibrosis. Esta afección se puede agravar después de una cirugía de cabeza y cuello donde el cuello puede desarrollar una textura leñosa y tener un movimiento limitado. También puede ocurrir la aparición tardía de fibrosis en la faringe y el esófago, lo que produce estenosis y problemas en la articulación temporomandibular.

La fibrosis de los músculos de la masticación puede conducir a la incapacidad para abrir la boca (trismo o bloqueo de la mandíbula), que puede progresar con el tiempo. En general, comer se vuelve más difícil, pero la articulación no se ve afectada. El trismo impide el cuidado y tratamiento bucal adecuado y puede causar déficit del habla o deglución. Esta afección puede intensificarse en caso de cirugía antes de la radioterapia. Los pacientes con probabilidad de desarrollar trismo son aquellos con tumores de nasofaringe, paladar y seno maxilar. La radiación de la articulación temporomandibular (ATM) altamente vascularizada y los músculos de la masticación a menudo pueden conducir al trismo. El trismo crónico conduce gradualmente a la fibrosis.. La apertura forzada de la boca, los ejercicios de mandíbula y el uso de un dispositivo dinámico de apertura (Therabite™) pueden ser útiles. Este dispositivo se usa cada vez más durante la radioterapia como medida profiláctica para evitar el trismo.

El ejercicio puede reducir la rigidez del cuello y aumentar el rango de movimiento del cuello. Uno necesita realizar estos ejercicios durante toda la vida para mantener una buena movilidad del cuello. Este es especialmente importante si la dificultad se debe a radioterapia. Es muy útil recibir tratamiento con terapeutas físicos experimentados, quienes también pueden deshacer la fibrosis. Cuanto más temprana sea la intervención, mejor es para el paciente. También hay disponible una nueva modalidad de tratamiento con láser externo. Hay expertos en fisioterapia en la mayoría de las comunidades, que se especializan en reducir la hinchazón.

La fibrosis en la cabeza y el cuello puede volverse aún más extensa en aquellos que se someten a cirugía o más radioterapia. La fibrosis posterior a la radioterapia también puede afectar la piel y los tejidos subcutáneos, causando malestar y linfedema.

La disfunción de la deglución debido a la fibrosis a menudo requiere un cambio en la dieta, el fortalecimiento de la faringe o el reentrenamiento de la deglución, especialmente en aquellos que se han sometido a cirugía o quimioterapia. Los ejercicios de deglución se usan cada vez más como medida preventiva. (Véase Dificultades de deglución, página 88) En casos graves puede ocurrir estenosis orofaríngea parcial o total.

Problemas de cicatrización de heridas

Algunos laringectomizados pueden manifestar problemas de cicatrización después de la cirugía, especialmente en áreas que han recibido radioterapia. Algunos pueden desarrollar una fístula (una conexión anormal entre el interior de la garganta y la piel). Las heridas que cicatrizan a un ritmo más lento se pueden tratar con antibióticos y cambios de vendaje. (Véase Fístula faringocutánea, página 102)

Linfedema

La obstrucción de los linfáticos cutáneos produce linfedema. Un edema faríngeo o laríngeo considerable puede interferir con la respiración y puede requerir traqueostomía temporal o de largo plazo. El linfedema, las estenosis y otras disfunciones predisponen a los pacientes a la aspiración y a la necesidad de una sonda de alimentación. (Véase Linfedema, página 31).

Hipotiroidismo

La radioterapia casi siempre se asocia con hipotiroidismo. La incidencia varía; depende de la dosis y aumenta con el tiempo desde la radioterapia. (Véase Hormona tiroidea baja y su tratamiento, página 108)

Daño neurológico

La radioterapia en el cuello también puede afectar la médula espinal, lo que resulta en una mielitis transversa autolimitada, conocida como "signo de Lhermitte". El paciente nota una sensación similar a una descarga eléctrica que se siente principalmente al doblar el cuello (flexión). Esta afección rara vez progresa a una verdadera mielitis transversa que se asocia con el síndrome de Brown-Sequard (pérdida de sensibilidad y función motora causada por el corte lateral de la médula espinal).

La radioterapia también puede causar disfunción del sistema nervioso periférico como resultado de la fibrosis compresiva externa de los tejidos blandos y un suministro sanguíneo reducido causado por la fibrosis. Las características clínicas más comúnmente observadas de la disfunción del sistema nervioso periférico son: dolor, pérdida sensorial y debilidad. También se puede dar disfunción autonómica con hipotensión ortostática (una disminución anormal de la presión sanguínea cuando la persona se pone de pie) y otras alteraciones.

Daño en el oído (ototoxicidad)

La radioterapia en el oído puede resultar en otitis serosa (otitis con derrame). La radioterapia en altas dosis puede causar pérdida auditiva neurosensorial (daño al oído interno, al nervio auditivo o al cerebro).

Daño a las estructuras del cuello

El edema y la fibrosis de cuello son comunes después de una radioterapia. Con el tiempo, el edema se puede endurecer, llevando a rigidez en el cuello. El daño también puede involucrar estrechamiento (estenosis) de la arteria carótida y accidente cerebrovascular, ruptura de la arteria carótida, fístula orofaríngea/cutánea (las dos últimas también están asociadas a la cirugía) y daño a los barorreceptores de la arteria carótida que causan hipertensión permanente y paroxística (súbita y recurrente).

Estrechamiento (estenosis) de la arteria carótida: las arterias carótidas del cuello suministran sangre al cerebro. La radioterapia aplicada sobre el cuello se ha asociado a estenosis o estrechamiento de la arteria carótida, lo que representa un riesgo importante para pacientes con cáncer de cabeza y cuello y para los pacientes laringectomizados. La estenosis se puede diagnosticar mediante ultrasonido o angiografía. Es importante diagnosticar la estenosis carótida de manera temprana, antes de que ocurra un accidente cerebrovascular.

El tratamiento incluye la remoción de la obstrucción (endarterectomía), colocación de un *"stent"* (un dispositivo pequeño que se ubica dentro de la arteria para ampliarla) o un injerto de derivación carotídea.

Hipertensión causada por daño a los barorreceptores: la radioterapia aplicada en la cabeza y el cuello puede dañar los barorreceptores ubicados en la arteria carótida. Estos barorreceptores (sensores de la presión arterial) ayudan a regular la presión arterial detectando la presión de la sangre que fluye a través de ellos y enviando mensajes al sistema nervioso central para aumentar o disminuir la resistencia vascular periférica y el gasto cardíaco. Algunas personas tratadas con radioterapia desarrollan hipertensión lábil o paroxística.

Hipertensión lábil: en esta condición médica, la presión sanguínea fluctúa más de lo normal durante el día. Puede saltar rápidamente desde una presión baja (p. ej., 120/80 mm Hg) a una presión alta (p. ej., 170/105 mm Hg). En muchos casos, estas fluctuaciones son asintomáticas pero pueden estar asociadas a dolores de cabeza. Usualmente existe una relación entre el aumento de la presión arterial y el estrés o el malestar emocional.

Hipertensión paroxística: los pacientes presentan un aumento de la presión arterial (que puede ser mayor a 200/110mm Hg) asociado a una aparición abrupta de síntomas físicos desagradables como dolor de cabeza, de pecho, mareos, náusea, palpitaciones, enrojecimiento y sudor. Los episodios pueden durar de 10 minutos a varias horas y pueden ocurrir una vez cada pocos meses o una o dos veces por día. Entre episodios, la presión arterial es normal o puede ser ligeramente elevada. Por lo general, los pacientes no pueden identificar los factores psicológicos obvios que causan los paroxismos. Se deben descartar otras condiciones médicas que también pueden causar estos cambios en la presión arterial (p. ej., feocromocitoma).

Ambas condiciones son serias y deben recibir tratamiento. El manejo puede ser difícil y deben llevarlo a cabo especialistas experimentados.

Se puede encontrar más información acerca de las complicaciones de la radioterapia en el sitio web del Instituto Nacional de Cáncer (National Cancer Institute):

https://www.cancer.gov/espanol/cancer/tratamiento/efectos-secundarios/boca-garganta/complicaciones-orales-pdq

CAPÍTULO 4: Efectos secundarios de la quimioterapia para cáncer de cabeza y cuello

La quimioterapia en cáncer de cabeza y cuello se usa, acompañada de tratamiento de soporte, para la mayoría de pacientes tumores metastásicos o avanzados recurrentes. La selección de la terapia sistémica específica está influenciada por el tratamiento previo de los pacientes con agentes quimioterapéuticos y el enfoque general de preservar los órganos afectados. El tratamiento complementario incluye la prevención de infecciones debidas a la supresión grave de la medula ósea y el mantenimiento de una nutrición adecuada.

Las opciones terapéuticas incluyen el tratamiento con agente único y regímenes combinados con quimioterapia citotóxica convencional y/o agentes dirigidos a moléculas específicas, junto con un óptimo tratamiento complementario. La quimioterapia se administra por ciclos, alternando entre periodos de tratamiento y de descanso. El tratamiento puede durar varios meses o incluso más tiempo.

El siguiente sitio web contiene una lista de todos los agentes quimioterapéuticos y sus efectos secundarios: *https://www.cancer.org/es/tratamiento/tratamientos-y-efectos-secundarios/tipos-de-tratamiento/quimioterapia.html*

Los medicamentos quimioterapéuticos, que por lo general se administran de manera intravenosa, funcionan interrumpiendo el crecimiento de las células cancerígenas en todo el cuerpo. La quimioterapia para el tratamiento del cáncer de cabeza y cuello se administra usualmente al mismo tiempo que la radioterapia y se conoce como quimiorradioterapia. Esta puede administrarse en forma de quimioterapia adyuvante o neoadyuvante.

La quimioterapia adyuvante se usa para el tratamiento después de la cirugía para reducir el riesgo de que el cáncer reincida y para eliminar las células que se hayan podido diseminar. La quimioterapia neoadyuvante se administra antes de la cirugía para reducir el tamaño del tumor y así hacer más fácil su remoción.

La quimioterapia que se administra antes del tratamiento de quimiorradioterapia se conoce como quimioterapia de inducción.

Efectos secundarios de la quimioterapia

La clase y tipo de efectos secundarios de la quimioterapia dependen de cada individuo. Algunas personas presentan pocos efectos secundarios mientras que otras presentan más. Algunas personas no experimentan efectos secundarios hasta el final de su tratamiento: en muchos casos, estos efectos no son duraderos.

Sin embargo, la quimioterapia puede causar distintos efectos secundarios temporales. Aunque estos pueden ser peores con la radioterapia combinada, generalmente desaparecen gradualmente después de finalizar el tratamiento.

Los efectos secundarios dependen de los agentes quimioterapéuticos utilizados. Esto ocurre porque los medicamentos quimioterapéuticos funcionan eliminando las células en crecimiento activo. Estas incluyen las células del tracto digestivo, los folículos pilosos, y la médula ósea (que produce los glóbulos rojos y blancos), al igual que las células cancerosas.

Los efectos secundarios más comunes son náuseas, vómito, diarrea, úlceras (mucositis) en la boca (lo que genera problemas de deglución y sensibilidad en la boca y la garganta), alta susceptibilidad a las infecciones, anemia, pérdida del pelo, fatiga general, entumecimiento en manos y pies, pérdida de la audición, daño renal, sangrado, malestar y problemas de equilibrio. Un oncólogo u otro médico especialista debe supervisar y tratar estos efectos secundarios.

Los efectos secundarios más comunes son:

Resistencia reducida a las infecciones.

La quimioterapia puede reducir temporalmente la producción de glóbulos blancos (neutropenia), lo que hace que el paciente sea más susceptible a las infecciones.

Este efecto puede empezar alrededor de siete días después del tratamiento y la disminución de la resistencia a las infecciones llega a su máximo alrededor de 10-14 días después de finalizar la quimioterapia. Por lo general, en este punto el número de glóbulos blancos empieza a aumentar gradualmente y regresa a la normalidad antes de que se administre el siguiente ciclo de quimioterapia. Los síntomas de infección incluyen fiebre de más de 38°C y/o una súbita sensación de malestar. Antes de continuar con la quimioterapia, se realizan pruebas de sangre para confirmar la recuperación de los glóbulos blancos. La administración de más dosis de quimioterapia puede retrasarse hasta que los glóbulos blancos se hayan recuperado.

Moretones o sangrado

La quimioterapia puede favorecer la aparición de moretones o sangrado porque los agentes suministrados reducen la producción de plaquetas, que ayudan en la coagulación sanguínea. Las hemorragias nasales, hematomas y erupciones en la piel, al igual que el sangrado en las encías, pueden ser un síntoma de esto.

Anemia

La quimioterapia puede causar anemia (disminución de los glóbulos rojos). Por lo general el paciente se siente agotado y sin aliento. La anemia aguda se puede tratar con transfusiones sanguíneas o medicamentos que favorecen la producción de glóbulos rojos.

Pérdida del pelo

Algunos agentes de la quimioterapia causan pérdida del pelo. Generalmente el pelo crece de nuevo en un periodo de entre 3 a 6 meses después de finalizar la quimioterapia. Mientras tanto, el paciente puede usar una peluca, un pañuelo, un gorro o una bufanda.

Dolor en la boca y pequeñas úlceras bucales

Algunos agentes quimioterapéuticos causan dolor en la boca (mucositis) que puede interferir con la masticación y la deglución, sangrado oral, dificultad para tragar (disfagia), deshidratación, acidez, vómito, náusea y sensibilidad a los alimentos salados, picantes, fríos y calientes. Estos agentes quimioterapéuticos también pueden causar úlceras de la cavidad oral (estomatitis) que producen dificultad para comer.

La náusea y el vómito se pueden tratar con medicamentos antieméticos. Lavarse la boca regularmente también puede ayudar. Estos efectos secundarios pueden afectar la deglución y la nutrición. En consecuencia, es importante complementar la dieta con bebidas y sopas nutritivas. El acompañamiento de una nutricionista puede contribuir a mantener una nutrición adecuada.

Los agentes citotóxicos más comúnmente asociados a los síntomas orales, faríngeos y esofágicos de dificultad para tragar (disfagia) son los antimetabolitos como el metotrexato y el fluorouracilo. Las quimioterapias radiosensibilizantes, diseñadas para incrementar los efectos de la radioterapia, también aumentan los efectos secundarios de la mucositis por radiación.

Agotamiento (fatiga)

La quimioterapia afecta a las personas de maneras diferentes. Algunas personas logran llevar una vida normal durante su tratamiento, mientras que otras pueden sentirse débiles y agotadas (fatiga) y deben tomarse las cosas con más calma. Cualquier medicamento para la quimioterapia puede causar fatiga.

Esta puede durar unos cuantos días o continuar durante y después de completar el tratamiento. Algunos medicamentos como vincristina, vinblastina y cisplatino suelen causar fatiga.

Los factores que contribuyen a la fatiga son: anemia, disminución de la ingesta de alimentos y líquidos, medicamentos, hipotiroidismo, dolor, estrés, depresión y falta de sueño (insomnio) y descanso.

El descanso, la conservación de energía y la corrección de los factores contribuyentes anteriores pueden mejorar la fatiga.

Se puede encontrar más información en el sitio web del Instituto Nacional del Cáncer:

https://www.cancer.gov/espanol/cancer/tratamiento/efectos-secundarios/boca-garganta/complicaciones-orales-pdq

CAPÍTULO 5: Linfedema, inflamación y entumecimiento del cuello después de la radioterapia y la cirugía

Linfedema

Los vasos linfáticos drenan fluido de los tejidos del cuerpo y permiten a las células inmunológicas viajar a través del mismo. El linfedema es una retención localizada de fluido linfático y una inflamación del tejido ocasionada por un sistema linfático comprometido. El linfedema, que es una complicación común de la radioterapia y la cirugía para cáncer de cabeza y cuello es una acumulación anormal de un fluido rico en proteínas en el espacio entre las células, lo que causa inflamación y fibrosis reactiva en los tejidos afectados.

La radioterapia genera una cicatrización que interfiere con el funcionamiento de los vasos linfáticos. Por lo general, los ganglios linfáticos cervicales son removidos cuando se extirpa el cáncer. Cuando los cirujanos remueven estas glándulas, también retiran el sistema de drenaje de los vasos linfáticos y cortan algunos de los nervios sensoriales. Desafortunadamente, la mayor parte de vasos linfáticos y nervios se cortan permanentemente. En consecuencia, toma más tiempo drenar el área, lo que causa inflamación. Similar a una inundación después de una fuerte lluvia cuando el sistema de drenaje está dañado, la cirugía genera una acumulación de fluido linfático que no se puede drenar adecuadamente, al igual que un entumecimiento en las áreas de suministro de los nervios cortados (usualmente en el cuello, el mentón y detrás de las orejas). Como resultado, parte del fluido linfático no puede regresar al sistema circulatorio y se acumula en los tejidos.

Los pacientes con cáncer de cabeza y cuello pueden desarrollar dos tipos de linfedema: una inflamación externa y visible de la piel o del tejido suave, y una inflamación interna de la mucosa de la faringe y la laringe. El linfedema generalmente inicia lentamente, es progresivo, rara vez es doloroso, genera un malestar en forma de una sensación de pesadez y dolor, y puede producir cambios en la piel.

El linfedema tiene varias etapas:

Etapa 0: Estado de latencia: no hay edema visible/palpable.

Etapa 1: Acumulación de edema rico en proteína, presencia de edema con fóvea que se puede reducir mediante elevación.

Etapa 2: Fóvea progresiva, proliferación de tejido conectivo (fibrosis).

Etapa 3: Ausencia de fóvea, presencia de fibrosis, esclerosis y cambios en la piel.

El linfedema de cabeza y cuello puede causar diversas limitaciones funcionales.

Estas incluyen:

Dificultad para respirar.

Problemas de visión.

Limitaciones motoras (movimiento reducido del cuello, rigidez de la mandíbula o trismo, y rigidez en el pecho).

Limitaciones sensoriales.

Problemas del habla, de la voz y de deglución (incapacidad de usar una laringe electrónica, dificultades en la articulación, babeo e incapacidad para mantener la comida en la boca).

Problemas emocionales (depresión, frustración, y vergüenza).

Afortunadamente, con el tiempo, los vasos linfáticos encuentran nuevas formas de drenarse y generalmente la inflamación disminuye. Ciertos especialistas en reducir edemas (usualmente fisioterapeutas) pueden ayudar al paciente a mejorar el drenaje y a reducir el tiempo que tarda la inflamación en disminuir. Esta intervención también puede evitar una inflamación permanente del área o el desarrollo de fibrosis.

El tratamiento para el linfedema incluye:

- Drenaje linfático manual (cara y cuello, vasos linfáticos profundos, tronco, cavidad oral).
- Vendajes y prendas de compresión.
- Ejercicios correctivos.
- Cuidado de la piel.
- Banda elástica terapéutica (Kinesi Tape^{TM}).
- Rehabilitación oncológica.

Por sí solos, los diuréticos, la remoción quirúrgica (citorreducción), la liposucción, las bombas de compresión y la elevación de la cabeza son tratamientos ineficaces.

Por lo general, la rigidez del cuello y la inflamación causadas por el linfedema mejoran con el tiempo. Dormir con la parte superior del cuerpo en una posición elevada permite que la gravedad acelere el proceso de drenaje del fluido linfático. Un especialista en el tratamiento del linfedema puede llevar a cabo y enseñar al paciente a realizar un drenaje linfático manual que puede ayudar a reducir el edema. El drenaje linfático manual involucra un tipo especial de masaje ligero en la piel que ayuda al fluido linfático acumulado a drenarse adecuadamente al torrente sanguíneo. El movimiento y el ejercicio también contribuyen al drenaje linfático. Un terapeuta de linfedema de cabeza y cuello puede enseñarle al paciente ejercicios específicos para mejorar el rango de movimiento de la cabeza y del cuello.

Un terapeuta de linfedema de cabeza y cuello puede escoger vendajes no elásticos o prendas de compresión para ser usadas en casa. Estos elementos aplican una presión sutil sobre las áreas afectadas para contribuir al movimiento del fluido linfático y evitar que vuelva a acumularse e inflamarse. La aplicación de vendajes debe realizarse según las instrucciones de un especialista. Dependiendo de la ubicación del linfedema, existen diferentes opciones para mejorar la comodidad y evitar complicaciones causadas por la presión en el cuello.

También existen ejercicios que pueden reducir la rigidez del cuello e incrementar su rango de movimiento. Uno necesita realizar estos ejercicios durante toda la vida para mantener una buena movilidad del cuello. Este es el caso si la rigidez se debe a la radioterapia. Es muy útil recibir tratamiento con terapeutas físicos experimentados, quienes también pueden aliviar la fibrosis. Mientras más pronto se realice la intervención, mejor.

También hay disponible una nueva modalidad de tratamiento con láser externo que reduce el linfedema, la fibrosis y la rigidez en los músculos del cuello. Este método utiliza un rayo láser de baja potencia que es administrado por un fisioterapeuta experimentado. El rayo láser penetra en los tejidos, donde es absorbido por las células, alterando sus procesos metabólicos. El rayo es generado por una Unidad Terapéutica Láser Portátil LTU-904. (*https://www.stepup-speakout.org/*). Este tratamiento puede reducir el linfedema en el cuello y la cara, y mejorar el rango de movimiento de la cabeza. Es un método indoloro en el que se ubica el instrumento láser en varios lugares sobre el cuello por intervalos de 10 segundos.

En la mayoría de comunidades hay fisioterapeutas expertos que se especializan en reducir la inflamación y el edema. Consulte a su cirujano para saber si la fisioterapia es una buena opción terapéutica para el linfedema.

La Red Nacional de Linfedema tiene un sitio web (*https://lymphnet.org/*) con información relevante.

Puede encontrar una guía de masajes autoadministrados de cara y cuello en: *https://ahc.aurorahealthcare.org/fywb/x23169.pdf*

Entumecimiento de la piel después de la cirugía

Por lo general, los ganglios linfáticos cervicales se remueven cuando se extirpa el cáncer. Cuando los cirujanos remueven estos ganglios, también cortan algunos de los nervios sensoriales que dan sensibilidad a la parte baja de la piel de la cara y al cuello. Esto genera un entumecimiento en las áreas de cobertura de los nervios cortados. Algunas de las áreas entumecidas pueden recuperar la sensibilidad en los meses siguientes a la cirugía, pero otras áreas pueden quedar entumecidas permanentemente.

La mayoría de las personas se acostumbran al entumecimiento y pueden evitar lesiones en la piel causadas por objetos afilados, el calor o el frío. Los hombres aprenden a no lastimar el área afectada mientras se afeitan, cambiándose a una máquina de afeitar eléctrica.

Se debe proteger la piel entumecida de las quemaduras solares aplicándole protector solar y cubriéndola con una prenda. Se pueden prevenir quemaduras por frío cubriendo el área con una bufanda.

CAPÍTULO 6: Métodos de voz después de una laringectomía

Aunque la laringectomía total remueve toda la laringe (cuerdas vocales/órgano de la voz), la mayoría de los laringectomizados pueden encontrar nuevas formas para hablar. Entre un 85% y un 90% de los laringectomizados aprenden a hablar usando uno de los tres métodos principales de voz que se describen abajo. Alrededor de un diez por ciento no puede comunicarse usando la voz, pero pueden usar dispositivos electrónicos u otros métodos para comunicarse.

Las personas normalmente hablan exhalando aire desde los pulmones para hacer vibrar las cuerdas vocales. Estas vibraciones son modificadas en la boca por la lengua, los labios y los dientes para generar los sonidos que crean el habla. Aunque durante la laringectomía total se remueven las cuerdas vocales, que son la fuente de las vibraciones, se pueden crear otras formas de habla usando una nueva vía para el aire y haciendo vibrar una parte diferente de la vía respiratoria. Otro método consiste en generar la vibración por medio de una fuente artificial ubicada en el exterior de la garganta o de la boca y luego usar las distintas partes de la boca para formar el habla.

Los métodos utilizados para volver a hablar dependen del tipo de cirugía. Algunas personas pueden estar restringidas a un único método, mientras que otras pueden tener varias opciones.

Cada método tiene características, ventajas y desventajas particulares. El propósito de lograr una nueva forma de hablar es satisfacer las necesidades de comunicación de cada laringectomizado.

Los fonoaudiólogos pueden asistir y guiar a los laringectomizados acerca del uso correcto de los métodos y/o dispositivos que usan para así lograr la mejor calidad de voz posible. La voz mejora considerablemente entre seis meses y un año después de una laringectomía total. La rehabilitación activa de la voz se asocia con una mejor habla funcional.

Los tres métodos principales para recuperar la voz después de una laringectomía son:

1. Voz traqueoesofágica

En la voz traqueoesofágica, el aire pulmonar se exhala desde la tráquea hacia el esófago a través de una pequeña prótesis de voz hecha de silicona que conecta ambos conductos, y las vibraciones son generadas en la parte inferior de la faringe (Figura 2).

La prótesis de voz se inserta en la fístula (llamada fístula traqueoesofágica o FTE) efectuada por el cirujano en la parte de atrás del estoma traqueal. La fístula se realiza en la parte de atrás de la tráquea y llega hasta el esófago. El agujero entre la tráquea y el esófago se puede efectuar al mismo tiempo que la laringectomía (punción primaria) o después de que el paciente se haya recuperado de la cirugía (punción secundaria). Un tubo pequeño, llamado prótesis de voz, se inserta en este agujero y evita que la fístula se cierre. En este tubo, del lado del esófago, hay una válvula de un solo sentido que permite que el aire fluya hacia el esófago pero impide que los líquidos tragados pasen a través de la prótesis y lleguen a la tráquea y a los pulmones.

Es posible hablar desviando el aire exhalado a través de la prótesis hacia el esófago al ocluir temporalmente el estoma. Esto se logra sellándolo con un dedo o presionando un filtro intercambiador de calor y humedad (HME) especial que se usa sobre el estoma. (Ver ventajas del HME, página 66. El

HME restablece parcialmente las funciones nasales perdidas. Algunas personas utilizan un HME "manos libres" (válvula automática de voz) que se activa al hablar (Ver "Uso del HME manos libres", página 70).

Después de la oclusión del estoma, el aire exhalado de los pulmones se mueve a través de la prótesis hacia el esófago, haciendo vibrar las paredes y la parte superior del mismo. La boca (lengua, labios, dientes, etc.) emplea estas vibraciones para crear los sonidos de la voz.

Existen dos tipos diferentes de prótesis de voz: una está diseñada para que el laringectomizado u otra persona pueda cambiarla, y la otra, de tipo interno, debe cambiarla un médico profesional (un otorrinolaringólogo o fonoaudiólogo).

El HME o la válvula manos libres se puede colocar frente al traqueostoma de diferentes maneras: mediante un contenedor adhesivo (o placa base) que se pega o se adhiere a la piel frente al estoma, o mediante un tubo de laringectomía o botón de estoma que se ubica dentro del estoma.

Los pacientes que usan prótesis de voz tienen los mejores resultados en inteligibilidad del habla entre seis meses y un año después de la laringectomía total.

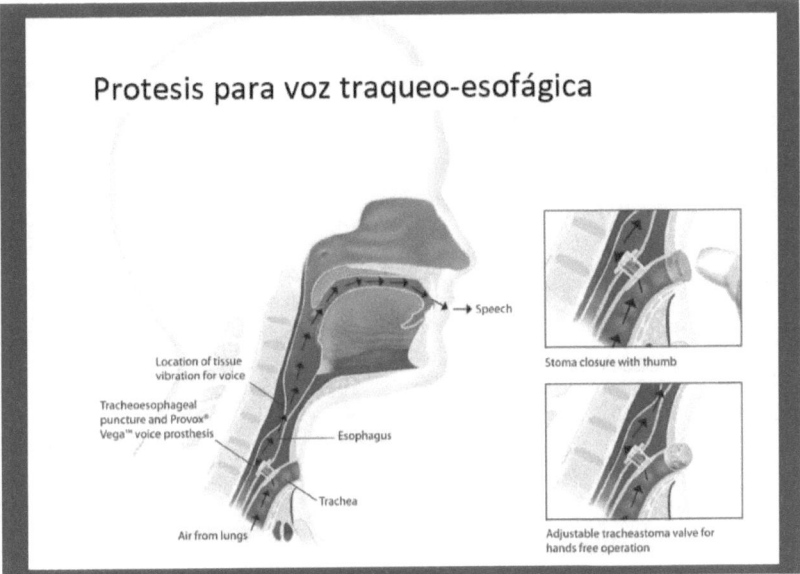

Figura 2: Voz traqueoesofágica

2. Voz esofágica

En la voz esofágica se expulsa aire desde el esófago para generar las vibraciones (Figura 3). Este método no requiere ningún tipo de instrumentación.

De los tres tipos principales de voz que siguen a una laringectomía, la voz esofágica es la que usualmente toma más tiempo aprender. Sin embargo, tiene varias ventajas, entre ellas la libertad de no depender de dispositivos o de instrumentación.

Algunos fonoaudiólogos están familiarizados con la voz esofágica y pueden ayudar al laringectomizado a aprender este método. Los libros y grabaciones de autoayuda también pueden contribuir a aprender este tipo de voz.

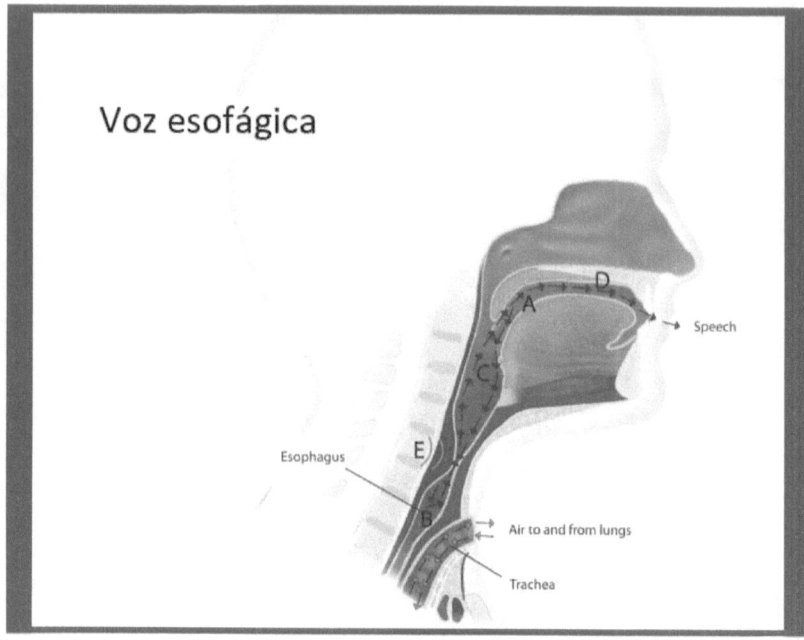

Figura 3: Voz esofágica

3. Voz con laringe electrónica o laringe artificial

En este método de voz, las vibraciones se generan por medio de un vibrador externo que funciona con baterías (llamado laringe electrónica o laringe artificial), que por lo general se coloca en la mejilla o bajo el mentón (Figura 4).

Este genera una vibración que llega a la garganta y boca del usuario. La persona modifica el sonido usando su boca para generar los sonidos de la voz.

Existen dos métodos principales para conducir las vibraciones creadas por una laringe artificial hacia la garganta y la boca (por vía intraoral). Uno es directamente hacia la boca con un tubo semejante a un popote y el otro a través de la piel del cuello o de la cara. En el último método, se sostiene la laringe electrónica contra la cara o el cuello.

A menudo, los laringectomizados usan una laringe electrónica poco tiempo después de su laringectomía, cuando todavía están hospitalizados. Debido a la inflamación del cuello y a las suturas posquirúrgicas, en ese momento es preferible usar la vía intraoral para conducir las vibraciones. Muchos laringectomizados pueden aprender otros métodos de habla posteriormente. Sin embargo, pueden usar la laringe electrónica como método de respaldo, en caso de encontrar problemas con los otros métodos de habla.

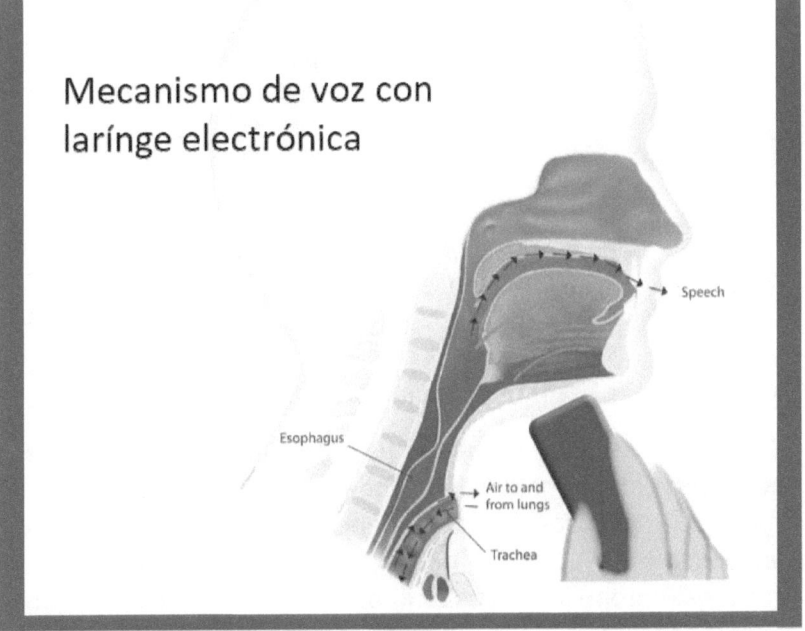

Figura 4: Voz con laringe electrónica o laringe artificial

Otros métodos de voz

También está disponible una laringe artificial neumática (también llamada Laringe Tokio) para generar la voz. Este método usa el aire pulmonar para hacer vibrar una lengüeta o dispositivo de caucho que produce un sonido (Fotografía 1). La copa del dispositivo se pone sobre el estoma y el tubo se inserta en la boca. El sonido generado se conduce hacia la boca a través del tubo. El dispositivo no usa baterías y es relativamente barato.

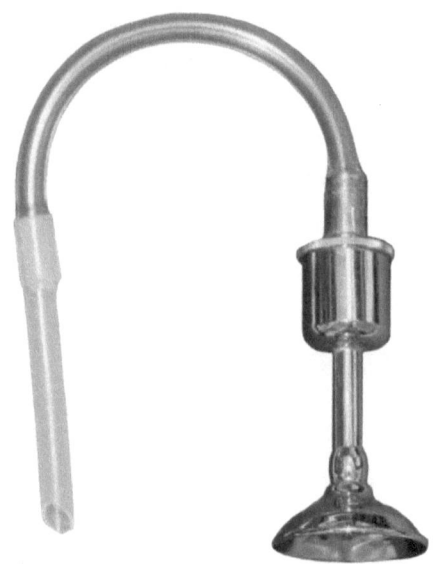

Fotografía 1: Laringe artificial neumática

Las personas que no pueden usar ninguno de los métodos anteriormente mencionados pueden usar programas de voz generada por computador usando bien sea un portátil estándar o un asistente de voz diseñado específicamente para este propósito. El usuario escribe en un teclado lo que quiere decir y el computador lo reproduce en voz alta. Algunos teléfonos celulares pueden funcionar de la misma manera.

La respiración diafragmática y la voz

La respiración diafragmática (también llamada respiración abdominal) consiste en respirar lenta y profundamente usando el diafragma en vez de los músculos de la caja torácica para llevar el aire a los pulmones. Al respirar usando el diafragma, se expande el abdomen en vez del pecho. Este método de respiración permite una mejor utilización de la capacidad pulmonar para obtener oxígeno y deshacerse del dióxido de carbono. Las personas que respiran a través del cuello son a menudo personas con respiración superficial que usan una parte relativamente menor de su capacidad pulmonar. Acostumbrarse a inhalar usando el diafragma puede también aumentar la resistencia y mejorar la voz esofágica y traqueoesofágica.

Aumentar el volumen de la voz con un amplificador de voz

Uno de los problemas de la voz esofágica o traqueoesofágica es el bajo volumen. Usar un amplificador de voz de cintura permite al usuario hablar con menos esfuerzo y ser escuchado incluso en lugares con ruido. También puede evitar que el empaque del estoma se rompa, pues los laringectomizados que usan la voz traqueoesofágica no necesitan generar una presión fuerte para exhalar el aire a través de la prótesis de voz.

Hablar por teléfono

Hablar por teléfono es a menudo difícil para los laringectomizados. Su voz a veces es difícil entender y algunas personas pueden incluso colgar el teléfono al oírlos.

Lo mejor es informar al otro interlocutor sobre las dificultades de habla del laringectomizado preguntándole primero si puede oír claramente. Esto puede ayudar al laringectomizado a informar y explicar a las otras personas sobre sus dificultades de habla.

Existen celulares que pueden amplificar la voz, lo que facilita escuchar y entender al laringectomizado.

En Estados Unidos, un servicio telefónico nacional permite a las personas con dificultades de habla comunicarse por teléfono con la ayuda de un asistente de comunicaciones especialmente entrenado. No se necesita un teléfono especial para esta llamada. El número de tres dígitos 711 se puede usar como un atajo para acceder al Servicio de Retransmisión de Telecomunicaciones (SRT) en cualquier lugar de los Estados Unidos. El SRT facilita las conversaciones telefónicas que involucran una o más personas con dificultades de habla y escucha. Todos los operadores de telecomunicaciones en los Estados Unidos, incluidos los proveedores de servicio telefónico tradicional (por cable), inalámbrico o teléfonos públicos, deben proporcionar la línea de servicio 711.

Enviar mensajes escritos a través de teléfonos móviles (teléfonos inteligentes o celulares) puede ayudar a los laringectomizados a comunicarse en ambientes ruidosos o cuando tienen otras dificultades de comunicación.

CAPÍTULO 7: Moco y cuidado respiratorio

La producción de moco es la forma en que el cuerpo protege y mantiene la salud de la tráquea y los pulmones. Sirve para lubricar estas vías respiratorias y mantenerlas húmedas. Después de una laringectomía, la tráquea queda abierta en el estoma y los laringectomizados ya no pueden toser el moco hacia su boca y luego tragarlo ni sonarse la nariz. Aun así, es muy importante toser y limpiar el moco; sin embargo, esto debe hacerse a través del estoma.

Expulsar el moco a través del estoma es la única alternativa que tienen los laringectomizados para mantener su tráquea y sus pulmones libres de polvo, suciedad, organismos y otros contaminantes que entran en las vías respiratorias. Cuando aparece el deseo de toser o estornudar, los laringectomizados deben retirar rápidamente la cubierta del estoma o el HME y usar un pañuelo o pañoleta para cubrir el estoma y atrapar el moco.

La consistencia del moco debe ser clara o casi clara y acuosa. Sin embargo, no es fácil mantener esta consistencia debido a los cambios en el ambiente y el clima. Se pueden seguir algunos pasos regularmente para mantener una producción saludable de moco, como se muestra a continuación.

Producción de moco y aumento de la humedad del aire

Antes de someterse a una laringectomía, el aire que inhala una persona es calentado a la temperatura corporal, humidificado y limpiado de organismos y partículas de polvo en la parte superior del sistema respiratorio. Dado que estas funciones no se pueden llevar a cabo después de una laringectomía, es importante recuperar las funciones previamente desempeñadas por la parte superior del sistema respiratorio.

Después de una laringectomía, el aire inhalado no se humidifica al pasar por la nariz y la boca; como consecuencia, se desarrolla resequedad en la tráquea, irritación y sobreproducción de moco. Afortunadamente, con el tiempo la tráquea se hace más tolerante al aire seco. Sin embargo, cuando el nivel de humedad es muy bajo, la tráquea se puede secar, irritar y generar algo de sangrado. Si hay mucho sangrado o este no mejora al aumentar la humedad, se debe consultar a un médico. También si la cantidad o el color del moco es anormal.

Restaurar la humidificación del aire inhalado reduce la sobreproducción de moco a un nivel adecuado. Esto reduce las posibilidades de toser súbitamente y bloquear el HME. Incrementar la humedad del hogar a una humedad relativa del 40-50% (no más alta) puede ayudar a reducir la producción de moco y evitar que el estoma y la tráquea se sequen, se irriten y sangren. Además de ser dolorosas, estas lesiones también pueden dar paso a infecciones.

Algunos pasos para lograr una mejor humidificación son:

Usar un HME todos los días y a todas horas para mantener bien hidratada la tráquea y conservar el calor dentro de los pulmones.

Mojar la cubierta del estoma para respirar aire húmedo (para quienes usan una cubierta para estoma). Aunque es menos efectivo que un HME, humedecer el filtro de espuma o la cubierta del estoma con agua corriente también puede ayudar a aumentar la humidificación.

Tomar suficiente líquido para mantenerse bien hidratado.

Poner 3-5 cm³ de solución salina en el estoma traqueal al menos dos veces al día.

Tomar una ducha caliente o respirar vapor de agua de un recipiente (a una distancia segura) también puede disminuir la resequedad.

Usar un humidificador en el hogar para alcanzar una humedad del 40-50% y conseguir un higrómetro para monitorearla. Es importante tener esto en cuenta tanto en el verano, cuando se usa aire acondicionado, como en el invierno, cuando se usa la calefacción.

Respirar el vapor generado por un recipiente con agua hirviendo o una ducha caliente.

Existen dos tipos de humidificadores portátiles: los de vapor y los evaporativos. Un medidor digital de humedad (llamado higrómetro) puede ayudar a controlar los niveles de humedad. Con el tiempo, a medida que las vías respiratorias se adaptan, la necesidad de usar constantemente un humidificador disminuye.

Cuidado de las vías respiratorias y el cuello, especialmente en inviernos fríos y en altitudes elevadas

El invierno y las altitudes elevadas pueden ser difíciles de llevar para las personas laringectomizadas. En altitudes elevadas el aire es más escaso y más frío, y por lo tanto más seco. Antes de una laringectomía, el aire se inhala a través de la nariz, donde se calienta y humedece antes de entrar a los pulmones. Después de una laringectomía, el aire ya no se inhala a través de la nariz y entra a la tráquea directamente por el estoma. El aire frío es más seco y más irritante para la tráquea que el aire caliente. Esto se debe a que el aire frío es menos húmedo y por lo tanto puede resecar la tráquea y causar sangrado.

El moco también puede secarse y taponar la tráquea.

Respirar aire frío puede además tener un efecto irritante sobre la vía respiratoria y causar una contracción del músculo liso que la rodea (broncoespasmo). Esto disminuye el tamaño de las vías respiratorias y dificulta el ingreso y salida del aire pulmonar, haciendo aún más difícil la respiración.

El cuidado de las vías respiratorias incluye todos los pasos previamente descritos al igual que los siguientes:

- Toser o succionar el moco usando una máquina de succión para limpiar las vías respiratorias.
- Evitar el aire frío, seco o sucio.
- Evitar el polvo, los irritantes y alérgenos.
- Al exponerse al aire frío, considere cubrir el estoma con una chaqueta (abrochándola hasta arriba) o una bufanda no muy ajustada, y respirar en el espacio entre la chaqueta y el cuerpo para calentar el aire inhalado.
- Evitar que el agua entre al estoma durante el baño (ver abajo).

Después de una laringectomía con disección de cuello, la mayor parte de las personas desarrollan áreas de entumecimiento en el cuello, la barbilla y detrás de las orejas. Por esta razón, no pueden sentir el aire frío y pueden desarrollar quemaduras por frío en estas áreas. Es por lo tanto importante cubrirlas con una bufanda o una prenda cálida.

Uso de una máquina de succión para taponamientos de moco

A menudo, antes de que el paciente laringectomizado salga del hospital, se le prescribe una máquina de succión para que la use en casa. Esta se puede usar para succionar el moco cuando el paciente es incapaz de toser o remover un taponamiento. Cuando el moco se vuelve espeso y pegajoso, se puede presentar un taponamiento que bloquea parte o, en ocasiones, la totalidad de la vía respiratoria.

El taponamiento puede causar una disnea súbita e inexplicable. En estas circunstancias se puede usar una máquina de succión para remover el taponamiento. Por lo tanto, esta debe estar fácilmente disponible para tratar este tipo de emergencias. Los taponamientos de moco también se pueden remover usando una ampolla de suero fisiológico (agua salada estéril al 0,9% en un tubo plástico) o inyectando suero en el estoma., El suero puede aflojar el tapón, que luego puede ser expulsado al toser. Esta condición se puede convertir en una emergencia médica y, si no se consigue remover el tapón después de varios intentos, llamar a la línea de emergencia le puede salvar la vida.

Tos con sangre

Puede aparecer sangre en el moco por varias razones. La más común es una lesión justo dentro del estoma. La lesión puede ser causada por un trauma producido al limpiar el estoma. La sangre es generalmente de un color rojo brillante. Otra razón por la que el laringectomizado puede toser sangre es la irritación de la tráquea por resequedad, algo común durante el invierno. Es aconsejable mantener en el hogar un ambiente con niveles adecuados de humedad (alrededor de un 40-50%) para minimizar la resequedad en la tráquea. Aplicar suero fisiológico en el estoma también puede ser de ayuda (Ver Producción de moco, página 51).

El esputo hemoptoico puede ser también un síntoma de neumonía, tuberculosis, cáncer de pulmón o de otros problemas pulmonares.

Toser sangre constantemente es una condición que debe ser evaluada por un profesional médico. Esto puede ser una urgencia si está asociado a dificultades para respirar y/o dolor.

Rinorrea

Debido a que los laringectomizados y otras personas que respiran a través del cuello ya no pueden hacerlo a través de su nariz, sus secreciones nasales no se secan con el flujo del aire. En consecuencia, cuando se producen grandes cantidades de secreciones, estas gotean por la nariz. Esto es más común al exponerse a ambientes con aire frío y húmedo, o a olores irritantes. Evitar estas condiciones puede evitar la rinorrea.

Limpiar la secreción es la solución más práctica. Los laringectomizados que usan una prótesis de voz pueden lograr sonarse la nariz tapando el traqueostoma y desviando el aire hacia la nariz.

Rehabilitación respiratoria

Después de una laringectomía, el aire inhalado ya no pasa por la parte superior del sistema respiratorio y entra a la tráquea y a los pulmones directamente a través del estoma. Por lo tanto los laringectomizados pierden la parte del sistema respiratorio que se encarga de filtrar, calentar y humidificar el aire que respiran.

El cambio en la forma de respirar también afecta el esfuerzo respiratorio y las funciones pulmonares. Esta situación requiere adaptación y reentrenamiento. La respiración es de hecho más fácil para los laringectomizados porque hay menor resistencia al flujo del aire cuando este no pasa por la nariz y la boca. Dado que es más fácil llevar el aire a los pulmones, los laringectomizados ya no necesitan inflar y desinflar tanto sus pulmones como lo hacían anteriormente. Por lo tanto, no es raro que la capacidad pulmonar y respiratoria de los pacientes laringectomizados se vea comprometida.

Existen varias alternativas para que los laringectomizados puedan preservar y mejorar su capacidad pulmonar:

Usar un HME puede generar resistencia al intercambio de aire. Esto obliga al individuo a inflar completamente sus pulmones para obtener la cantidad necesaria de oxígeno.

Ejercicio frecuente bajo supervisión y orientación médica. Esto permite que los pulmones se inflen completamente y mejora los índices cardíacos y respiratorios del paciente.

Usar la respiración diafragmática. Este método de respiración permite una mayor utilización de la capacidad pulmonar. (Véase Respiración y habla diafragmáticas, página 48)

CAPÍTULO 8: Cuidado del estoma

El estoma es una abertura que conecta una parte de la cavidad corporal con el ambiente exterior. Se crea un estoma después de una laringectomía para generar una nueva abertura para la tráquea en el cuello, conectando así los pulmones con el exterior. Cuidar el estoma para asegurar su permeabilidad y salud es crucial.

Cuidado general

Es muy importante cubrir el estoma en todo momento para evitar que la suciedad, el polvo, el humo, los microorganismos, etc. entren en la tráquea y los pulmones.

Hay varios tipos de cubiertas para estoma. Los más efectivos se llaman intercambiadores de calor y humedad (HME) porque crean un sello hermético alrededor del estoma. Además de filtrar la suciedad, los HME conservan parte de la humedad y el calor dentro del tracto respiratorio y evitan que la persona los pierda. Por lo tanto, el HME ayuda a restablecer la temperatura, la humedad y la limpieza del aire inhalado a la condición antes de la laringectomía.

El estoma a menudo se contrae durante las primeras semanas o meses después de su creación. Para evitar que se cierre completamente, inicialmente se deja una sonda de traqueostomía o laringectomía en el estoma las 24 horas del día. Con el tiempo, esta duración se reduce gradualmente. A menudo se deja durante la noche hasta que no haya más encogimiento.

Cuidado del estoma cuando se utiliza una placa base o una carcasa adhesiva: la piel que rodea el estoma puede irritarse debido al constante pegado y despegado de la carcasa. Los materiales utilizados para quitar la carcasa vieja y prepararse para la nueva pueden irritar la piel. La eliminación de la carcasa vieja también puede irritar la piel, especialmente cuando está pegada.

Una toallita de eliminación de adhesivo que contiene líquido (p. ej., Remove™, Smith & Nephew, Inc. Largo, Fl 33773) o un pañito húmedo sin olor puede ayudar a retirar la placa base o la carcasa. Se coloca en el borde de la carcasa y ayuda a la carcasa a desprenderse de la piel cuando se levanta. Frotar el área con Remove™ limpia el sitio de los restos del adhesivo utilizado para pegar la carcasa. Es importante limpiar el Remove™ sobrante con una toallita con alcohol para que no irrite la piel. Cuando se utiliza una nueva carcasa, quitar el Remove™ evita que interfiera con la colocación de pegamento nuevamente.

Por lo general, no se recomienda dejar la carcasa durante más de 48 horas. Sin embargo, algunas personas mantienen la carcasa por mucho más tiempo y la reemplazan cuando está floja o sucia. En algunas personas, la eliminación del adhesivo es más irritante que los adhesivos mismos. En caso de que la piel esté irritada, es mejor dejar la carcasa solo durante 24 horas. Si la piel está irritada, puede ser recomendable dejarla descansar por un día o hasta que la zona cicatrice y cubrir el estoma solo con una base rígida sin ningún tipo de pegamento o con una cubierta de espuma. Existen adhesivos hidrocoloides especiales que permiten su uso en pieles sensibles.

Es importante usar un apósito protector de la piel que forma película líquida (p. ej., Skin Prep™, Smith & Nephew, Inc. Largo Fl 33773) antes de colocar el pegamento.

Cuidado del estoma cuando se utiliza el tubo de traqueostomía: la acumulación de moco y el roce del tubo de traqueostomía pueden irritar la piel alrededor del estoma.

Esta se debe limpiar al menos dos veces al día para evitar olores, irritaciones e infecciones. Si el área parece roja, sensible o huele mal, la limpieza del estoma se debe realizar con más frecuencia. Es aconsejable ponerse en contacto con su médico si aparece una erupción, olor inusual o drenaje de color verde amarillento alrededor del estoma.

Irritación de la piel alrededor del estoma

Si la piel alrededor del estoma se irrita y se pone roja, es mejor dejarla descubierta y no exponerla a ningún solvente durante uno o dos días para que pueda sanar. Algunas veces, los individuos pueden desarrollar irritación por algunos de los solventes utilizados para preparar y pegar la placa de base (carcasa) del dispositivo HME. Es útil evitar estos solventes y encontrar otros que no causen irritación. Usar un adhesivo hidrocoloide a menudo es una buena solución para pacientes con piel sensible.

Si son evidentes signos de infección como úlceras abiertas y enrojecimiento, los antibióticos tópicos pueden ser útiles. Se recomienda buscar el consejo de su médico, especialmente si la lesión no se cura. El médico puede obtener un cultivo bacteriano del área afectada que puede guiar la elección de la terapia antimicrobiana.

Proteger el estoma del agua cuando se ducha

Es importante evitar que el agua ingrese al estoma al tomar una ducha. Una pequeña cantidad de agua en la tráquea generalmente no causa ningún daño y puede expulsarse rápidamente. Sin embargo, la inhalación de una gran cantidad de agua puede ser peligrosa.

Los métodos para evitar que el agua ingrese al estoma son:

- Cubrir el estoma con la palma y no inhalar aire cuando el agua se dirige a las proximidades del estoma.
- Usar un babero con el lado plástico hacia afuera.
- Usar un dispositivo comercial que cubra el estoma. (Shower Aid, Atos medical)

El uso de la cobertura del estoma, la placa base o la carcasa del HME durante la ducha puede ser suficiente, especialmente si el flujo de agua se aleja del estoma. También es útil detener la inhalación de aire durante unos segundos mientras se lava el área cerca del estoma. Tomar una ducha al final del día, justo antes de retirar el HME y su carcasa, es una forma de utilizar la carcasa para protección contra el agua. Este sencillo método puede facilitar la ducha.

Cuando lave el cabello, baje la barbilla debajo del estoma inclinándose.

Agua y neumonía

Los laringectomizados corren el riesgo de inhalar (aspirar) agua que puede no estar libre de bacterias. El agua del grifo contiene bacterias; la cantidad de bacterias varía según la eficacia de limpieza de las instalaciones de tratamiento de agua y su fuente (p. ej., pozo, lago, río, etc.). El agua de piscina contiene cloruro que reduce pero nunca esteriliza el agua. El agua de mar contiene numerosas bacterias; su naturaleza y concentraciones varían.

Cuando el agua sucia ingresa a los pulmones a veces puede causar neumonía. El desarrollo de la neumonía por aspiración depende de la cantidad de agua inhalada y de cuánto se expulsa, así como del sistema inmunológico de los individuos.

Prevención de la aspiración en el estoma

Una de las causas principales de la emergencia respiratoria en una persona que respira por el cuello es la aspiración de papel delgado o toallas de papel en la tráquea. Esto puede ser muy peligroso y puede causar asfixia. Por lo general, ocurre después de cubrir el estoma con una toalla de papel al toser el esputo. Después de la tos, hay una inspiración muy profunda del aire que puede absorber el papel hacia la tráquea. La forma de evitar esto es usar una toalla de tela o una toalla de papel fuerte que no se rompa fácilmente, incluso cuando está húmeda. Deben evitarse los pañuelos desechables delgados.

Otra forma de evitar la aspiración de los pañuelos de papel es retener la respiración hasta que haya terminado de limpiar el esputo y retirado el pañuelo de papel o la toalla de papel del área del estoma.

La aspiración de otro material extraño también debe evitarse cubriendo el estoma en todo momento con un HME, cubierta de espuma o cubierta de estoma.

La aspiración de agua hacia el estoma mientras se ducha puede evitarse usando un dispositivo que cubra el estoma (ver más arriba). Uno puede mantener el HME mientras se ducha y/o evitar respirar cuando el agua se dirige al sitio del estoma.

Tomar un baño en una bañera puede realizarse de manera segura siempre que el nivel del agua no llegue al estoma. Las áreas sobre el estoma deben lavarse con un paño con jabón. Es importante evitar que el agua jabonosa entre al estoma.

CAPÍTULO 9: Cuidado del intercambiador de calor y humedad (HME)

El intercambiador de calor y humedad (HME) sirve como cubierta de estoma y crea un sello hermético alrededor del estoma. Además de filtrar el polvo y otras partículas grandes en el aire, los HME preservan parte de la humedad y el calor dentro del tracto respiratorio evitando su pérdida, y agregan resistencia al flujo de aire. El HME ayuda a restaurar la temperatura, la humedad y la limpieza del aire inhalado a la misma condición que antes de la laringectomía.

Ventajas del HME

Es muy importante que los laringectomizados usen un HME. En Estados Unidos, los HME están disponibles a través de Atos Medical y de InHealth Technologies (Imagen 2). El HME se puede adherir mediante el uso de un dispositivo intraluminal insertado en la tráquea o el estoma, que incluye tubos de laringectomía o traqueostomía, Barton Mayo Button™ y/o Lary Button™. También se puede insertar en una carcasa o una placa base unida a la piel alrededor del estoma.

Los casetes de los HME están diseñados para ser eliminados y reemplazados a diario. Los medios de espuma en los casetes se tratan con agentes que tienen propiedades antimicrobianas y ayudan a retener la humedad en los pulmones. No deben lavarse y reutilizarse porque estos agentes pierden su efectividad con el tiempo o cuando se enjuagan con agua u otros agentes de limpieza.

El HME captura el aire tibio, humedecido y humidificado al exhalar. Puede estar impregnado de clorhexidina (agente antibacteriano), cloruro de sodio (NaCl), sales de cloruro de calcio (atrapa la humedad), carbón activado (absorbe los vapores volátiles) y es desechable después de 24 horas de uso.

Las ventajas del HME también incluyen: aumentar la humedad dentro de los pulmones (lo que lleva a una menor producción de moco), disminuir la viscosidad de las secreciones de las vías respiratorias, disminuir el riesgo de taponamientos de moco y restablecer la resistencia normal de las vías respiratorias al aire inhalado, lo que preserva la capacidad pulmonar.

Además, un HME especial combinado con un filtro electrostático también reduce la inhalación (y exhalación/transferencia) de bacterias, virus, polvo y polen. La inhalación de menos polen puede reducir la irritación de las vías respiratorias durante la temporada alta de alérgenos. El uso de un HME con filtro puede reducir el riesgo de contraer o transmitir infecciones virales y bacterianas, especialmente en lugares concurridos o cerrados. Está disponible un nuevo filtro HME diseñado para filtrar patógenos respiratorios potenciales (Provox Micron™, Activale ™ Atos Medical).

Es importante darse cuenta de que las cubiertas de estoma simples, como un filtro laryngofoam™, Provox luna™, corbata, pañuelo, etc., no brindan los mismos beneficios a un laringectomizado que un filtro HME.

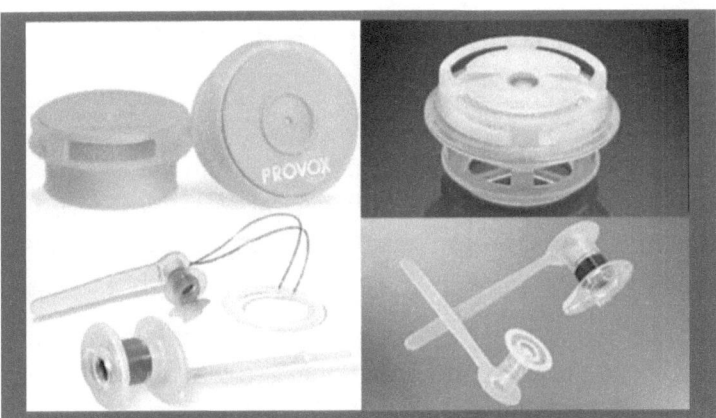

Imagen 2: Prótesis de voz (abajo) e HME (arriba) producidos por Atos (Provox) e InHealth

El efecto de un HME en la respiración de un paciente laringectomizado

La laringectomía compromete el sistema respiratorio al permitir que el aire inhalado salte la nariz y las vías respiratorias superiores que normalmente proporcionan humidificación, filtración y calor. También reduce la resistencia y el esfuerzo necesarios para la inhalación al eliminar la resistencia del aire y acortar la distancia que el aire recorre al pulmón. Esto significa que los pacientes laringectomizados no tienen que trabajar tan duro para pasar el aire más allá de la parte superior del sistema (nariz, fosas nasales y garganta), y que sus pulmones no tienen que inflarse tanto como antes a menos que la persona trabaje para retener su capacidad a través del ejercicio y otros métodos. Un HME aumenta la resistencia al aire inhalado y, por lo tanto, aumenta los esfuerzos de inhalación, preservando así la capacidad pulmonar previa.

Colocación de una montura de HME

La clave para prolongar el uso de la placa base (montura) de un HME no solo es pegarla adecuadamente en su lugar, sino también quitar los adhesivos de la piel, limpiar el área alrededor del estoma y aplicar nuevas capas de adhesivo y pegamento. La preparación cuidadosa de la piel es muy importante (Imagen 3).

En algunos individuos, la forma del cuello alrededor del estoma dificulta el ajuste de una montura o placa base. Hay varios tipos de montura; un fonoaudiólogo puede ayudar a seleccionar la mejor. Encontrar la mejor montura para el HME puede implicar un proceso de prueba y error. Con el tiempo, a medida que disminuye la hinchazón posquirúrgica y el área alrededor del estoma se reforma, el tipo y el tamaño de la montura pueden cambiar.

A continuación se encuentran las instrucciones sugeridas sobre cómo colocar la montura para el HME. Durante todo el proceso, es importante esperar pacientemente y dejar que el apósito protector de la piel que forma la película líquida (es decir, Skin Prep™, de Smith & Nephew, Inc. Largo, Fl 33773) o paño húmedo, crema humectante y el adhesivo de silicona se sequen antes de aplicar el siguiente elemento o colocar la montura. Esto lleva tiempo, pero es importante seguir estas instrucciones:

1. Limpie el pegamento viejo con una toallita de eliminación de adhesivo (por ejemplo, Remove™, Smith & Nephew, Inc. Largo, El 33773) o paño húmedo

2. Limpie el Remove™ con una toallita con alcohol. (Si no lo hace, Remove™ interferirá con el nuevo adhesivo).

3. Limpie la piel con una toalla húmeda.

4. Limpie la piel con la toalla húmeda con jabón.

5. Lave el jabón con una toalla mojada y seque completamente.

6. Aplique Skin Prep™ y déjelo secar durante dos o tres minutos.

7. Para una mayor adhesión, aplique adhesivo de silicona para la piel o un paño Skin-Tac™ (Torbot, Cranston, Rhode Island, 20910) o silicona glue y déjelo secar durante tres a cuatro minutos. (Esto es especialmente importante para los usuarios de la válvula automática para hablar).

8. Coloque la placa base (montura) para el HME en la mejor ubicación para permitir el flujo de aire y una buena fijación.

9. Cuando use un HME manos libres espere de 5 a 30 minutos antes de hablar para permitir que el adhesivo se "fije".

Algunos fonoaudiólogos recomiendan calentar la montura antes de colocarla, frotándola con las manos, manteniéndola debajo de la axila durante unos minutos o soplando aire caliente con un secador de pelo. Tenga cuidado que el adhesivo no se caliente demasiado. Calentar el adhesivo es especialmente importante cuando usa un adhesivo hidrocoloide ya que el calor activa el pegamento.

Un video realizado por Steve Staton demuestra la ubicación de la montura en http://www.youtube.com/watch?v=5Wo1z5_n1j8

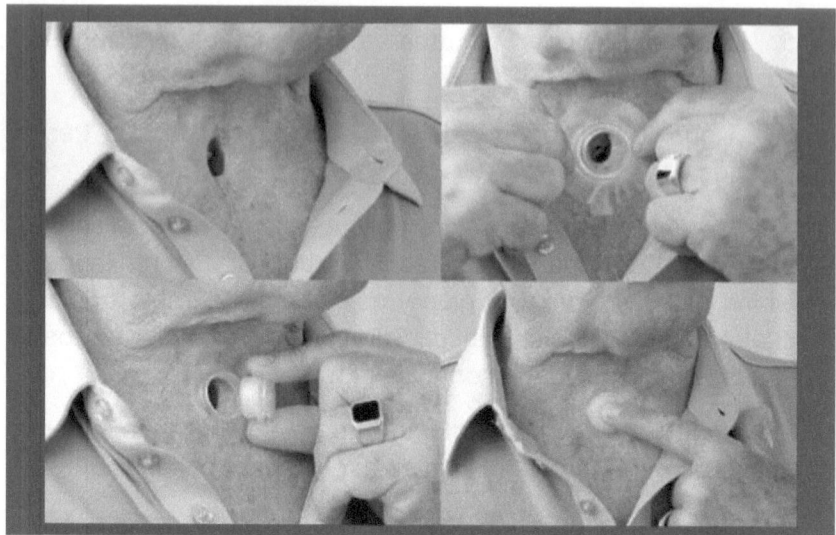

Imagen 3: Colocación del HME y su montura en un estoma

Uso de un HME manos libres

El HME manos libres permite hablar sin la necesidad de presionar manualmente el HME para cerrarlo, bloqueando así la exhalación a través del estoma y dirigiendo el aire a la prótesis de voz. Este dispositivo libera la mano y facilita las posibilidades vocacionales y recreativas. Tenga en cuenta que cuando se utiliza un HME de manos libres, se genera más presión cuando se exhala aire, lo que puede ocasionar una ruptura en el sello de la montura del HME. Reducir la presión de exhalación al hablar, hablar más despacio y suavemente (casi susurrando), y tomar aliento después de 5-7 palabras puede evitar una ruptura en el sello. Sujetarlo con un dedo antes de tener que hablar en voz alta también puede ayudar. También es importante quitar rápidamente el dispositivo antes de toser.

El filtro de aire (también llamado casete en el HME Provox FreeHands) en el dispositivo manos libres debe cambiarse de manera regular (cada 24 horas o antes si se ensucia o cubre con moco). Sin embargo, el dispositivo HME se puede usar durante un largo período de tiempo (de seis meses a un año) con un uso y limpieza adecuados. El dispositivo de manos libres requiere ajustes iniciales para adaptarse a las habilidades de respiración y habla de los pacientes laringectomizados. Los fabricantes proporcionan instrucciones detalladas sobre cómo usar y cuidar los dispositivos.

La clave para hablar con un HME de manos libres es aprender a hablar sin romper el sello. El uso de la respiración diafragmática permite que se exhale más aire, reduciendo así los esfuerzos para hablar y aumentando el número de palabras que se pueden articular con cada respiración. Este método evita la acumulación de presión de aire en la tráquea que puede romper el sello de la montura. Puede tomar tiempo y paciencia aprender a hablar de esa manera, y la orientación de un fonoaudiólogo experimentado puede ser útil.

Es muy importante colocar la montura del HME de acuerdo con los pasos descritos en la sección sobre cuidado del HME (consulte Colocación de una montura de HME, página 68), incluida la limpieza del área alrededor del estoma con Remove™, alcohol, agua y jabón, colocando Skin Prep™ y finalmente pegamento (Skin Tag™). Seguir estas instrucciones puede prolongar la vida útil de la montura y reducir la probabilidad de una fuga de aire a través del sello.

La inhalación de aire es un poco más difícil cuando se usa un HME de manos libres en comparación con un HME normal. Es posible permitir una mayor cantidad de entrada de aire girando la válvula en sentido anti horario en dispositivos Atos FreeHands™ e InHealth HandsFree™.

A pesar del desafío de mantener el sello, muchos laringectomizados valoran la capacidad de hablar de una manera más natural y la libertad de usar ambas manos. Algunos aprenden que es posible mantener el sello mucho más tiempo cuando usan un amplificador de voz, lo que requiere menos esfuerzo y genera menos presión de aire. (Consulte Aumento de la voz con un amplificador de voz, página 52)

Usar el HME durante la noche

Algunos HME están aprobados para su uso 24 horas al día y 7 días a la semana (p. ej., Atos Medical). Si el sello dura, uno puede mantenerlo durante la noche. Si no dura, es posible usar una placa base improvisada para el período nocturno. Se puede recortar un Atos Xtra BasePlate™ quitando la parte blanda exterior y dejando la parte rígida interna. La placa es "pegajosa" y por lo tanto puede cubrir el estoma sin pegamento, incluso permitiendo que uno hable. También es posible usar el HME insertado en un LaryTube durante la noche.

Cubrir (ocultar) el HME

Después de la laringectomía, los individuos respiran a través de un sitio de traqueostomía que se abre a través de un estoma en el cuello. La mayoría coloca un HME o un filtro de espuma sobre el estoma para filtrar el aire inhalado y mantener el calor y la humedad en las vías respiratorias superiores. El sitio del estoma cubierto es prominente y los laringectomizados se enfrentan a la opción de cubrir el HME o filtro con una prenda de vestir, un pañuelo o joyas, o dejarlo al descubierto.

Los pros y los contras de cada elección:

La respiración puede ser más fácil sin una cubierta adicional que pueda interferir con el flujo de aire. Dejar el área expuesta permite un acceso más fácil al estoma para fines de limpieza y mantenimiento, y permite una extracción rápida del HME en caso de que necesite toser o estornudar. La necesidad de toser o estornudar suele ser muy repentina y si el HME no se saca rápidamente, puede obstruirse con moco.

La exposición del sitio proporciona una explicación tácita para la voz débil y deteriorada de muchos laringectomizados y alienta a otros a escucharlos con más atención. También facilita que el personal de atención médica reconozcan la anatomía única de los pacientes laringectomizados en caso de que se necesite ventilación respiratoria de emergencia. Si esta condición no se reconoce rápidamente, la ventilación se puede administrar a través de la boca o la nariz en lugar de a través del estoma. (Véase Garantizar atención urgente adecuada para los pacientes que respiran por el cuello incluyendo los laringectomizados, página 143)

Mostrar abiertamente el sitio del estoma cubierto también revela el historial médico de la persona y el hecho de que son sobrevivientes de cáncer que continúan con sus vidas a pesar de su discapacidad, siendo el cáncer la indicación principal para una laringectomía. Aunque hay muchos sobrevivientes de cáncer en la comunidad, su identidad está oculta de las apariencias externas.

Aquellos que cubren su sitio de estoma con una cubierta de estoma o tela a menudo lo hacen porque no quieren que el sitio distraiga u ofenda a los demás. Tampoco quieren exponer cualquier cosa que los desfigure y quieren pasar desapercibidos y parecer lo más normal posible. Cubrir el sitio a menudo es más común entre las mujeres que pueden estar más preocupadas con su apariencia física. Algunas personas sienten que ser laringectomizado es solo una pequeña parte de lo que son como personas y prefieren no "publicitarlo".

Hay ventajas y repercusiones para cada enfoque y la selección final depende del individuo.

CAPÍTULO 10: Uso y cuidado de la prótesis fonatoria traqueoesofágica

En aquellas personas que desean hablar por medio de la voz traqueoesofágica, se inserta una prótesis fonatoria a través de una fistula traqueoesofágica (FTE) previamente realizada, que conecta la tráquea y el esófago. Esta le permite al individuo exhalar aire pulmonar desde la tráquea hacia el esófago utilizando una prótesis de silicona que los conecta. La faringe inferior genera las vibraciones.

Tipos de prótesis fonatorias

Hay dos tipos de prótesis fonatorias: una fija que es instalada y cambiada por un fonoaudiólogo u otorrinolaringólogo, y otra que puede ser cambiada por el paciente.

En general, la prótesis fija tiene una mayor duración que el dispositivo controlado por el paciente. Sin embargo, con el tiempo se genera una fuga en la prótesis que se debe principalmente al crecimiento de hongos y otros microorganismos dentro de la silicona, lo que impide el cierre total de la válvula de aleta. Cuando la válvula de aleta ya no cierra por completo, los fluidos pueden atravesar la prótesis fonatoria (Véase más abajo la sección "Causas de fuga en la prótesis fonatoria", página 77).

Una prótesis fija puede funcionar correctamente durante semanas o meses. No obstante, algunos fonoaudiólogos consideran que esta se debe cambiar tras seis meses, aun cuando no presente fugas, ya que si se deja por más tiempo, puede causar que la fistula se dilate.

La prótesis fonatoria controlada por el paciente permite un mayor grado de independencia. El paciente laringectomizado puede cambiarla regularmente (cada una o dos semanas).

Algunos individuos cambian la prótesis solo cuando se presenta una fuga. Las prótesis ya usadas se pueden limpiar y reutilizar varias veces.

Diversos factores determinan la capacidad de un individuo para utilizar una prótesis controlada por el paciente:

La ubicación de la fístula debería ser de fácil acceso; sin embargo, su posición puede desplazarse con el tiempo, haciéndola menos accesible.

El laringectomizado debería tener una adecuada capacidad visual y una buena destreza que le permitan llevar a cabo el procedimiento, y ser capaz de seguir todos los pasos implicados.

Una prótesis fonatoria fija no necesita ser reemplazada de manera tan frecuente como la controlada por el paciente.

Dos videos realizados por Steve Staton explican cómo cambiar una prótesis controlada por el paciente:

https://www.youtube.com/watch?v=nF7cs4Q29WA
https://www.youtube.com/watch?v=UkeOQf_ZpUg&feature=+relmfu

La diferencia principal entre la prótesis fonatoria cambiada por el especialista y la cambiada por el paciente es el tamaño de las pestañas. Las pestañas de mayor tamaño en los dispositivos cambiados por el especialista hacen que sea más difícil que se desprenda de manera accidental. Otra diferencia es que la tira para la inserción no debería extraerse de la prótesis controlada por el paciente puesto que ayuda a fijar la prótesis. En general, no hay diferencia entre la calidad de la voz producida por el dispositivo cambiado por el especialista y el cambiado por el paciente.

¿Qué hacer si la prótesis presenta fugas o se desprende?

Si la prótesis presenta fugas, se ha desprendido o ha sido retirada accidentalmente, aquellos pacientes que portan un dispositivo adicional pueden insertar una prótesis controlada por el paciente. De manera alternativa y con el fin de evitar el cierre, se puede insertar un catéter rojo de goma dentro de la fístula traqueoesofágica ya que esta puede cerrarse en pocas horas. La inserción de un catéter o de una prótesis nueva puede evitar la necesidad de una nueva fístula traqueoesofágica. La fuga de una prótesis desde el centro (lumen) puede ser controlada de forma temporal al insertar un tapón (específico para el tipo y la anchura de la prótesis) hasta que se pueda cambiar.

Se aconseja a los individuos que utilicen una prótesis fonatoria llevar consigo un tapón de prótesis y un catéter.

Causas de fuga en la prótesis fonatoria

Hay dos patrones de fuga en la prótesis fonatoria: fuga a través de la prótesis y fuga alrededor de ella.

La fuga a través de la prótesis fonatoria se debe principalmente a situaciones en las que la válvula ya no puede cerrarse por completo. Esto puede deberse a hongos que colonizan la válvula, a que la válvula de aleta puede estar atorada en posición abierta, a un trozo de alimento, mucosidad o cabello (en aquellas con una aleta libre) atorados en la válvula, o a que el dispositivo entre en contacto con la pared esofágica posterior. Todas las prótesis inevitablemente fallarán y tendrán fugas, ya sean causadas por la colonización de hongos (Candida) o por una simple falla mecánica.

Si se presenta una fuga continua a través de la prótesis desde el momento en que se inserta, el problema se debe generalmente al hecho de que la válvula de aleta permanece abierta debido a la presión negativa generada al tragar. Esto puede corregirse utilizando una prótesis que tenga una mayor resistencia. A cambio de esto, el tener dicha prótesis fonatoria podría requerir más esfuerzo al momento de hablar. No obstante, es importante evitar una fuga crónica hacia los pulmones.

La fuga alrededor de la prótesis fonatoria es menos común y se debe principalmente a la dilatación del trayecto de la fístula traqueoesofágica o a la incapacidad de sujetar la prótesis. Esto se ha relacionado con una vida útil más corta de la prótesis. Puede ocurrir cuando la fístula donde se encuentra la prótesis, se ensancha. Durante la inserción de la prótesis fonatoria, se da una dilatación de la fístula, pero si el tejido es saludable y elástico, este debe retraerse poco tiempo después. La incapacidad para contraerse puede estar asociada a un reflujo gastroesofágico, nutrición deficiente, alcoholismo, hipotiroidismo, ubicación inadecuada de la fístula, tejido de granulación local, prótesis instalada de manera incorrecta, trauma en el trayecto de la fístula traqueoesofágica, cáncer distante o local, ya sea recurrente o persistente, y necrosis por radiación.

La fuga alrededor de la prótesis también puede ocurrir si esta es demasiado larga para el trayecto del paciente. Cuando esto ocurre, la prótesis fonatoria se mueve hacia adelante y hacia atrás en el trayecto (tipo pistón), generando su dilatación. El trayecto debe ser medido y se debe insertar una prótesis de una longitud más apropiada. En este caso, la fuga se debe solucionar en 48 horas. Si el tejido que rodea la prótesis no sana alrededor del conducto en este lapso, se requerirá una evaluación médica integral con el fin de determinar la causa del problema.

Otra causa de fuga alrededor de la prótesis es la presencia de un estrechamiento (estenosis) del esófago. Dicho estrechamiento obliga al laringectomizado a tragar más bruscamente utilizando mayor fuerza para que el alimento o el líquido atraviesen la estenosis. La presión excesiva al tragar empuja los alimentos y líquidos alrededor de la prótesis.

Se han utilizado varios procedimientos para tratar las fugas persistentes alrededor de la prótesis. Entre estos se incluye la extracción temporal de la prótesis y el cambio por un catéter de menor diámetro para incitar una contracción espontánea, una sutura anudada alrededor de la fístula, una inyección de gel, colágeno o AlloDerm® micronizado (LifeCell, Branchburg, N.J. 08876), cauterio con nitrato de plata o cauterización eléctrica, trasplante autólogo de grasa, y la inserción de una prótesis más grande para detener la fuga. El tratamiento del reflujo (la causa más común de fuga) puede permitir que el tejido esofágico se cure.

Por lo general, no se recomienda incrementar el diámetro de la prótesis.

Por lo general, una prótesis de voz de mayor diámetro es más pesada que una más pequeña y, a menudo, el tejido debilitado no puede soportar un dispositivo más grande, lo que empeora el problema. Sin embargo, algunos creen que usar una prótesis de mayor diámetro reduce la presión al hablar (un diámetro más grande permite un mejor flujo del aire), lo cual permite una mayor cicatrización del tejido mientras se trata la causa subyacente (generalmente reflujo).

El uso de prótesis con una pestaña esofágica o traqueal más grande puede ser útil, ya que la pestaña actúa como una arandela para sellar la prótesis contra las paredes del esófago o la tráquea, evitando así fugas.

Ambos tipos de filtraciones pueden causar tos excesiva y extenuante que puede conducir al desarrollo de hernias inguinales o de la pared abdominal. El fluido filtrado puede entrar en los pulmones y causar neumonía por aspiración. Cualquier fuga puede confirmarse mediante la visualización directa de la prótesis mientras se toma un líquido de color. Si se produce alguna fuga y no puede corregirse después de cepillar y enjuagar la prótesis de voz, debe cambiarse tan pronto como sea posible.

Por lo general, con el paso del tiempo la prótesis de voz tiende a durar más antes de que comience a filtrar. Esto se debe a que la hinchazón y el aumento de la producción de mucosa se reducen a medida que las vías respiratorias se adaptan a la nueva condición. La mejoría también se debe a un mejor manejo de la prótesis por parte de los laringectomizados, ya que se familiarizan con su dispositivo.

Los pacientes con una fístula traqueoesofágica necesitan tener seguimiento con un fonoaudiólogo debido a cambios normales en el trayecto traqueoesofágico. Puede ser necesario cambiar el tamaño del trayecto ya que es posible que la longitud y el diámetro cambien con el tiempo. Por lo general, la longitud y el diámetro de la perforación de la prótesis van cambiando a medida que la hinchazón causada por la creación de la fístula, la cirugía y la radioterapia disminuye gradualmente. Esto requiere mediciones repetidas de la longitud y el diámetro del trayecto de fístula por el fonoaudiólogo, quien puede seleccionar una prótesis del tamaño adecuado.

Una de las ventajas de tener una prótesis de voz es que puede ayudar a expulsar los alimentos atrapados en una garganta estrecha. Cuando la comida se atora encima de la prótesis, intentar hablar o soplar aire a través de la prótesis de voz, en ocasiones, puede forzar hacia arriba la comida atorada y aliviar la obstrucción. (Véase Dificultades para tragar, página 95)

Puede ser necesario cambiar la prótesis si se presenta una alteración en la calidad de la voz, especialmente cuando se vuelve débil o se requiere un mayor esfuerzo respiratorio para hablar. Esto puede deberse al crecimiento de levaduras que interfieren con la apertura de la válvula.

Prevención de fugas de la prótesis de voz

Se aconseja limpiar la luz interna de la prótesis de voz al menos dos veces al día y después de cada comida.

La limpieza adecuada puede evitar o detener las fugas a través de la prótesis de voz:

1. Antes de usar el cepillo proporcionado por el fabricante, sumérjalo en una taza de agua caliente y déjelo allí durante unos segundos.

2. Inserte el cepillo en la prótesis (no muy profundo) y gírelo varias veces para limpiar el interior del dispositivo.

3. Saque el cepillo, enjuáguelo con agua caliente y repita el proceso dos o tres veces hasta que el cepillo no saque ningún material. Debido a que el cepillo se sumerge en agua caliente, hay que tener cuidado de no insertarlo más allá de la válvula interna de la prótesis de voz para evitar causar traumatismo en el esófago con el calor excesivo.

4. Enjuague la prótesis de voz dos veces utilizando el dispositivo irrigador suministrado por el fabricante con agua potable tibia (¡no caliente!). Para evitar causar daños al esófago, beba primero un sorbo de agua para asegurarse de que la temperatura no sea demasiado alta.

El agua tibia funciona mejor que el agua a temperatura ambiente en la limpieza de la prótesis, probablemente porque disuelve las secreciones secas y la mucosidad y quizás también elimina (o incluso mata) algunas de las colonias de levadura que se formaron en la prótesis.

Qué hacer si la prótesis de voz fija tiene fugas

Una fuga puede suceder cuando un trozo de mucosidad seca, una partícula de alimento o cabello (en aquellos con un colgajo libre) impide el cierre completo de la válvula de la prótesis. Limpiar la prótesis cepillándola y enjuagándola con agua tibia (véase la sección anterior) puede eliminar estas obstrucciones y detener la fuga.

Si la fuga a través de la prótesis de voz ocurre dentro de los tres días posteriores a su inserción, puede deberse a una prótesis defectuosa o que no se colocó correctamente. Lleva un tiempo para que la levadura crezca. Si la prótesis presenta fugas cuando está nueva, se debe a otra causa. Además de cepillarla y enjuagarla con agua tibia, puede ayudar girar cuidadosamente la prótesis un par de veces para desalojar cualquier residuo. Si la fuga persiste, la prótesis de voz debe ser reemplazada.

La forma más fácil de detener temporalmente la fuga hasta que pueda cambiarse la prótesis de voz es usar un tapón. Hay un tapón específico para cada tipo y ancho de prótesis de voz. Es buena idea obtener un tapón del fabricante de la prótesis y tenerlo a mano. Sellar la prótesis le impedirá hablar, pero permite comer y beber sin fugas. El tapón puede removerse después de comer y beber y volver a insertarse cuando se necesite. Esta es una solución temporal hasta que se reemplace la prótesis de voz.

Es importante mantenerse bien hidratado pese a la fuga. Es conveniente permanecer en un ambiente con aire acondicionado para evitar las pérdidas de líquidos en climas cálidos a través de la transpiración e ingerir líquidos de una manera que sea menos probable que se filtren. Las bebidas que contienen cafeína aumentan la necesidad de orinar y deben evitarse. Los fluidos viscosos tienden a no filtrarse y consumirlos puede proporcionar líquidos esenciales a pesar de la fuga. Muchos alimentos que contienen gran cantidad de líquidos son más viscosos (por ejemplo, gelatina, sopa, avena, pan tostado bañado en leche, yogur) y, por lo tanto, es menos probable que se filtren a través de la prótesis. Por otro lado, el café y las bebidas gaseosas tienen más probabilidad de filtrarse. Las frutas y vegetales contienen gran cantidad de agua (por ejemplo, sandía, manzana, etc.). La forma de descubrir lo que funciona es probar con cautela cualquiera de estos.

Otro método que puede funcionar para algunas personas para reducir la fuga hasta que pueda cambiarse la prótesis es intentar tragar el líquido como si fuera un alimento. Es menos probable que tal maniobra conduzca a fugas de líquidos a través de la prótesis de voz.

Estas medidas pueden usarse para mantenerse bien hidratado y alimentado hasta que pueda cambiarse la prótesis de voz.

Cómo limpiar la prótesis de voz

Se recomienda limpiar la prótesis de voz al menos dos veces al día (en la mañana y en la tarde), y preferiblemente luego de comer (véase: Cómo prevenir fugas en la prótesis de voz, página 81) porque es en este momento en que la comida y la mucosidad se pueden acumular allí. Limpiarla es especialmente útil luego de comer alimentos pegajosos, o cuando su voz sea débil.

Inicialmente, se debe limpiar la mucosidad alrededor de la prótesis usando pinzas, preferiblemente con puntas redondas. A continuación, el cepillo proporcionado por el fabricante se debe insertar en la prótesis, girándolo hacia adelante y hacia atrás. Se debe lavar cuidadosamente el cepillo con agua tibia luego de cada limpieza. Luego, se debe enjuagar dos veces la prótesis con agua tibia (no caliente) usando el irrigador proporcionado por el fabricante.

Se debe introducir el dispositivo irrigador en la abertura de la prótesis presionando levemente al mismo tiempo para sellar completamente la abertura. El ángulo en el que se debe ubicar la punta del irrigador varía para cada persona. (El terapeuta del lenguaje puede ofrecer instrucciones sobre cómo seleccionar el mejor ángulo). El enjuague de la prótesis se debe hacer cuidadosamente, ya que si se usa demasiada presión puede salpicar agua a la tráquea. Si resulta problemático enjuagar con agua, el irrigador se puede usar también con aire.

Los fabricantes de cada cepillo y dispositivo irrigador de las prótesis de voz proporcionan instrucciones sobre cómo limpiarlos y cuándo se deben desechar. El cepillo se debe cambiar cuando sus cerdas estén dobladas o gastadas.

El cepillo y el dispositivo irrigador de la prótesis se deben limpiar con agua caliente (en lo posible) y jabón, y se deben secar con una toalla luego de cada uso. Una forma de mantenerlos limpios es ubicarlos en una toalla limpia y exponerlos diariamente a la luz del sol por algunas horas. Esto aprovecha el poder antibacteriano de la luz ultravioleta del sol para reducir la cantidad de bacterias y hongos.

Aplicar 2-3 cm^3 de solución salina estéril en la tráquea al menos dos veces al día (y más si el aire está seco), ponerse un intercambiador de calor y humedad permanentemente, y usar un humidificador pueden mantener la mucosidad húmeda y reducir las acumulaciones en la prótesis de voz.

Cómo evitar el crecimiento de hongos en la prótesis de voz

El sobrecrecimiento de hongos es causa de filtraciones y fallas subsecuentes en la prótesis de voz. Sin embargo, en una prótesis de voz recién instalada toma algo de tiempo que los hongos se desarrollen y formen colonias que impidan el cierre completo de las válvulas. Por consiguiente, es improbable que las fallas que se presenten inmediatamente después de la instalación de la prótesis se deban al crecimiento de hongos.

Es la persona que cambia la prótesis de voz defectuosa quien debe establecer la presencia de hongos. Esta se puede establecer observando las colonias típicas de hongos (Candida) que impiden el cierre de la válvula y, de ser posible, enviando un espécimen tomado de la prótesis de voz para cultivo de hongos.

A menudo se usa nistatina (un agente antifúngico) para evitar las fallas de la prótesis de voz ocasionadas por hongos. Es posible obtenerla como suspensión o como pastillas con fórmula médica. Las pastillas se pueden triturar y disolver en agua.

Sería inapropiado administrar automáticamente una terapia antifúngica solo porque se asume que la causa de las fallas de la prótesis de voz son los hongos. Es costoso, podría llevar a una resistencia del hongo hacia el agente, y podría causar efectos secundarios innecesarios.

Sin embargo, esta regla tiene excepciones. Entre ellas se encuentran la administración de agentes antifúngicos preventivos a los diabéticos; quienes reciben antibióticos; quimioterapia o esteroides; y aquellos donde la colonización de hongos es evidente (lengua cubierta u otros síntomas).

Existen diferentes métodos que ayudan a evitar el crecimiento de hongos en la prótesis de voz:

Reducir el consumo de azúcares en los alimentos y bebidas. Si se consumen alimentos o bebidas azucaradas, lavarse bien los dientes después de hacerlo.

Cepillarse bien los dientes luego de cada comida, especialmente antes de irse a dormir.

En el caso de los diabéticos, mantener el azúcar en la sangre en un nivel apropiado.

Tomar antibióticos solo cuando sea necesario.

Luego de usar una suspensión oral de un agente antifúngico, esperar 30 minutos a que surta efecto y luego cepillarse los dientes. Esto se debe a que algunas de estas suspensiones contienen azúcar.

Aplicar un poco de suspensión de nistatina en el cepillo de la prótesis de voz y cepillar la parte interna de la prótesis antes de irse a dormir. (Es posible crear una suspensión casera disolviendo un cuarto de pastilla de nistatina en 3 a 5 cm^3 de agua). Esto dejará un poco de la suspensión dentro de la prótesis de voz. Se debe desechar la suspensión restante. No ponga demasiada nistatina en la prótesis para evitar que se filtre hacia la tráquea. Hablar un poco luego de aplicar la suspensión la empujará hacia la parte interna de la prótesis de voz.

Consumir probióticos a través de yogures con cultivos activos o a través de preparados de probióticos.

Cepillar suavemente la lengua si está cubierta de hongos (placas blancas).

Remplazar el cepillo de dientes después de superar un problema de hongos para evitar la recolonización.

Mantener limpio el cepillo de la prótesis.

El uso de Lactobacillus acidophilus para evitar el sobrecrecimiento de hongos

Un probiótico que se usa con frecuencia para evitar el sobrecrecimiento de hongos es un preparado que contiene la bacteria viable *Lactobacillus acidophilus*. No existen indicaciones aprobadas por la Administración de Medicamentos y Alimentos (FDA) para usar *L. acidophilus* para evitar el crecimiento de hongos. Esto significa que no existen estudios controlados que garanticen su seguridad y eficacia. Los preparados de *L. acidophilus* se venden como un suplemento nutricional y no como medicamentos. La dosis recomendada de *L. acidophilus* está entre 1 y 10 mil millones de bacterias. Normalmente, las pastillas de *L. acidophilus* contienen una cantidad ubicada dentro de este rango de bacterias recomendado. Las sugerencias de dosis varían con cada pastilla, pero generalmente se aconseja tomar entre una y tres pastillas de *L. acidophilus* por día.

Aunque en general se considera que son seguros y que tienen pocos efectos secundarios, las personas con daños intestinales, un sistema inmunitario débil o con sobrecrecimiento de bacteria intestinal deben evitar los preparados orales de *L. acidophilus*. En el caso de estas personas, este tipo de bacteria podría causar situaciones graves e incluso comprometer la vida. Por esto, cada quien debe consultar con su médico de cabecera cuando se consuma este tipo de bacteria viva. Esto es particularmente importante en quienes presenten las condiciones mencionadas anteriormente.

CAPÍTULO 11: Comer, tragar y oler

La ingestión, la deglución y el olfato no son los mismos luego de una laringectomía. Eso se debe a que la radioterapia y la cirugía crean cambios permanentes. La radioterapia puede causar fibrosis en los músculos de masticación; y es posible que esto imposibilite abrir la boca (trismo o bloqueo de mandíbula), causando dificultad para comer. Igualmente, es posible que se presenten dificultades para comer y tragar por la disminución en la producción de saliva y el estrechamiento del esófago, además de la falta de peristálsis en quienes tengan una reconstrucción con colgajo. El olfato también se ve afectado, ya que el aire inhalado no pasa por la nariz.

Este capítulo describe las manifestaciones y el tratamiento de los inconvenientes que enfrentan los laringectomizados para comer y oler. Estos incluyen problemas para tragar, reflujo gastroesofágico, contracciones esofágicas y dificultades para oler.

Cómo mantener una nutrición adecuada para laringectomizados

Para los laringectomizados, comer puede resultar un reto para toda la vida. Esto se debe a las dificultades para tragar, la reducción en la producción de saliva (la cual lubrica la comida y facilita la masticación), y una alteración en la capacidad de oler.

La necesidad de consumir grandes cantidades de líquidos al comer puede dificultar la ingestión de comidas grandes. Esto se debe a que cuando el estómago se llena de líquido, queda poco espacio para la comida. Ya que los líquidos se absorben en un período de tiempo relativamente corto, los laringectomizados terminan por consumir muchas comidas pequeñas en lugar de pocas comidas grandes. El consumo de altas cantidades de líquido los hace orinar con mucha frecuencia durante el día y la noche. Esto puede interferir con el patrón de sueño de cada persona y causar cansancio e irritabilidad. Quienes sufren de problemas del corazón (como insuficiencia cardíaca congestiva) pueden experimentar problemas debido a la sobrecarga de fluidos en sus cuerpos.

Consumir alimentos que se queden por más tiempo en el estómago (por ejemplo, proteínas como queso blanco, carne, frutos secos) puede reducir el número de comidas diarias, y reducir así la necesidad de beber líquido.

Es importante aprender a comer sin ingerir cantidades excesivas de líquido. Por ejemplo, reducir las dificultades para tragar puede reducir la necesidad de consumir líquidos, y consumir menos líquidos antes de dormir puede mejorar el patrón de sueño.

Algunas formas de mejorar la nutrición:

- Ingerir líquido en una cantidad apropiada
- Beber menos líquido en la noche
- Consumir alimentos «saludables»
- Consumir una dieta baja en carbohidratos y alta en proteína (los niveles altos de azúcar aumentan la colonización de hongos).
- Solicitar ayuda a un nutricionista

Es esencial asegurarse de que el laringectomizado siga un plan nutricional adecuado y balanceado que contenga los ingredientes correctos, a pesar de sus dificultades al comer. Es importante una dieta baja en carbohidratos y alta en proteína que incluya vitaminas y suplementos de minerales.

Es muy útil la asistencia de nutricionistas, terapeutas del lenguaje (FA), y médicos para garantizar que se mantenga un peso adecuado.

Cómo remover (o tragar) la comida que está atorada en la garganta o el esófago

Algunos laringectomizados experimentan episodios frecuentes de comida que se atasca en la parte de atrás de su garganta o esófago y no les permite tragar.

Se puede despejar la comida atascada usando estos métodos:

1. Primero, no entre en pánico. Recuerde que no es posible ahogarse porque, al ser laringectomizado, su esófago está completamente separado de su tráquea.

2. Trate de beber un poco de líquido (preferiblemente tibio) e intente forzar la comida hacia abajo aumentando la presión en su boca.

3. Si esto no funciona y habla a través de una fístula traqueoesofágica, trate de hablar. De esta forma, el aire que sople a través de la prótesis de voz puede empujar la comida por encima de la fístula hacia el fondo de su garganta, eliminando la obstrucción. Primero, inténtelo de pie y si no funciona inclínese sobre un lavamanos y trate de hablar.

4. Si esto no funciona, inclínese (sobre un lavamanos, o sostenga un pañuelo o vaso en su boca), llevando su boca por debajo del pecho y aplicando presión sobre el abdomen con su mano. Esto hace subir los contenidos de su estómago y puede despejar la obstrucción.

Estos métodos funcionan para la mayoría de la gente. Sin embargo, cada persona es diferente y es necesario experimentar para encontrar los métodos que mejor funcionen. No obstante, para la mayoría de laringectomizados, tragar se hace más fácil con el tiempo.

Algunos laringectomizados confirman que lograron eliminar la obstrucción masajeando suavemente su garganta, caminando por algunos minutos, saltando de pie, sentándose y levantándose varias veces, golpeando su pecho o espalda, usando una máquina de succión con el catéter ubicado en la parte de atrás de su garganta, o solo esperando un momento hasta que la comida descienda hacia el estómago por sí sola.

Si nada funciona y la comida aún está atorada en la parte de atrás de la garganta, puede ser necesario que un otorrinolaringólogo lo revise o ir a urgencias para que le despejen la obstrucción.

Reflujo ácido de la comida y el estómago

La mayoría de los laringectomizados desarrollan o son propensos a la enfermedad del reflujo gastroesofágico o ERGE.

Hay dos bandas musculares o esfínteres en el esófago que evitan el reflujo. Una banda está ubicada donde el esófago entra al estómago, y la otra está en el cuello, detrás de la laringe, donde inicia el esófago. A menudo, el esfínter esofágico más bajo se ve comprometido cuando hay una hernia hiatal, lo cual pasa en más de tres cuartos de la población mayor de setenta años. Durante una laringectomía, se remueve el esfínter esofágico superior (el cricofaríngeo), que normalmente evita que la comida regrese a la boca. Esto deja la parte superior del esófago floja y siempre abierta, lo que puede resultar en el reflujo de los contenidos del estómago hacia la garganta y la boca. Por consiguiente, se puede dar regurgitación del ácido y la comida del estómago al inclinarse hacia adelante o acostarse, especialmente durante la primera hora después de comer. Esto también puede ocurrir luego de una exhalación fuerte de aire cuando quienes usan una fístula traqueoesofágica intentan hablar.

Tomar medicamentos que reduzcan la acidez estomacal, como antiácidos o inhibidores de la bomba de protones (IBP), puede aliviar algunos de los efectos secundarios del reflujo, como la irritación de la garganta, el daño en las encías o el mal sabor. No acostarse luego de comer o beber también ayuda a evitar el reflujo. Comer varias veces en pequeñas cantidades causa menos reflujo que ingerir comidas grandes.

Síntomas y tratamiento del reflujo ácido estomacal. El reflujo ácido ocurre cuando el ácido que normalmente está en el estómago se devuelve a través del esófago. Esta condición también se conoce como «enfermedad de reflujo gastroesofágico», o ERGE.

Los síntomas del reflujo ácido incluyen:

- ardor en el pecho
- ardor o sabor a ácido en la garganta
- dolor en el estómago o en el pecho
- dificultad para tragar
- voz ronca o garganta irritada
- tos inexplicable (no en los laringectomizados, a menos que su prótesis de voz tenga fugas)
- en los laringectomizados: formación de un tejido de granulación alrededor de la prótesis de voz, vida corta de la prótesis de voz, problemas de voz

Algunas medidas para reducir y evitar el reflujo ácido son:

- perder peso (para aquellos con sobrepeso)
- reducir el estrés y practicar técnicas de relajación
- evitar alimentos que empeoren los síntomas (como café, chocolate, alcohol, mentas y alimentos grasosos)
- dejar de fumar y evitar ser fumador pasivo
- comer pequeñas cantidades de comida varias veces al día en lugar de comer comidas grandes
- sentarse derecho cuando se come y quedarse así durante los treinta a sesenta minutos siguientes
- evitar acostarse tres horas después de cada comida
- elevar la cabecera de la cama entre 15 y 20 cm (poner bloques de madera debajo de las dos patas de la cama o una cuña bajo el colchón, o usar almohadas para elevar la parte superior del cuerpo en por lo menos 45 grados)
- tomar medicamentos que reduzcan la producción de ácidos estomacales, prescritos por su médico
- cuando se agache, doble las rodillas en lugar de inclinar la parte superior del cuerpo

Medicamentos para el tratamiento del reflujo ácido

Existen tres grandes tipos de medicación que pueden ayudar a reducir los síntomas del reflujo ácido: antiácidos, antagonistas de los receptores de H2 de la histamina (también conocidos como antagonistas H2), y los inhibidores de la bomba de protones. Estas clases de fármacos funcionan reduciendo o bloqueando el ácido estomacal de diferentes formas.

Los antiácidos líquidos generalmente son más activos que las pastillas, y más activos aun si se toman luego de una comida o antes de ir a la cama, pero funcionan solo por un corto periodo de tiempo. Los antagonistas H2 (como Famotidina, Cimetidina, Ranitidina) funcionan reduciendo la cantidad de ácido producido por el estómago. Su efecto perdura más que los antiácidos y pueden aliviar síntomas leves. La mayoría de los antagonistas H2 se puede comprar sin prescripción médica.

Los inhibidores de la bomba de protones (como omeprazol, esomeprazol, lanzoprazol, rabeprazol) son los medicamentos más efectivos para tratar la ERGE y detener la producción de ácido estomacal. Algunos de estos medicamentos los venden sin prescripción médica. Pueden reducir la absorción de calcio. Es importante monitorear los niveles de calcio sérico; las personas con niveles bajos de calcio podrían necesitar suplementos de calcio.

Se recomienda consultar con un médico si los síntomas ERGE son graves o perduran por mucho tiempo y son difíciles de controlar.

Cómo hablar mientras se come luego de una laringectomía

Los laringectomizados que hablan a través de una prótesis de voz traqueoesofágica tienen dificultades para hablar cuando tragan. Esto resulta especialmente difícil durante el tiempo que le toma a la comida o a los líquidos pasar por el sitio de la fístula traqueoesofágica. Hablar durante ese momento es imposible o suena «burbujeante». Esto se debe a que el aire que entra al esófago a través de la prótesis de voz debe viajar a través de la comida o los líquidos. Infortunadamente, en quienes la faringe ha sido reemplazada con un colgajo, le toma mucho más tiempo a la comida pasar por el esófago. Esto se debe a que el colgajo no tiene movimiento (contracción y relajación), por lo que la comida baja principalmente por acción de la gravedad.

Por consiguiente, es importante comer despacio, mezclar los alimentos con líquidos mientras se mastica y permitirle a la comida pasar por el área de la fístula traqueoesofágica antes de intentar hablar. Con el tiempo, los laringectomizados pueden aprender cuánto tiempo se necesita para que la comida pase por el esófago y sea posible hablar. Es útil beber antes de intentar hablar luego de comer.

Existen ejercicios para comer y tragar que un fonoaudiólogo (FA) puede enseñarle a un laringectomizado que podrían asistirle en el reaprendizaje de tragar sin dificultades.

Dificultades para tragar

La mayoría de los laringectomizados experimentan problemas para tragar (disfagia) inmediatamente después de la cirugía. Ya que tragar involucra la coordinación entre más de veinte músculos y múltiples nervios, el daño a alguna de las partes del sistema debido a la cirugía o a la radioterapia puede producir dificultades para esta acción. La mayoría de los laringectomizados tienen pocas dificultades para reaprender cómo tragar. Algunos solo necesitan ajustes menores al comer, como tomar bocados más pequeños, masticar con más cuidado, y beber más líquidos con la comida. Algunos experimentan dificultades significativas al tragar que requieren asistencia para aprender a mejorar esta habilidad trabajando con un terapeuta del lenguaje que se especialice en este tipo de desórdenes.

Las funciones de deglución cambian luego de una laringectomía, y se pueden complicar más por la radioterapia y la quimioterapia. La incidencia de dificultades para tragar y obstrucción por comida puede llegar a ser del cincuenta por ciento de los pacientes y, de no ser tratada, podría llevar a la desnutrición. La mayoría de las dificultades al tragar se notan luego de que el paciente ha sido dado de alta. Pueden ocurrir cuando se intenta comer demasiado rápido y no se mastica bien. También pueden suceder luego de un trauma a la parte superior del esófago por ingerir un alimento puntiagudo o beber un líquido muy caliente. Esto puede causar una hinchazón que podría durar uno o dos días. (*Describo mis experiencias personales al comer en mi libro «My Voice» [Mi voz] en el capítulo 20 titulado Comer*).

Los problemas al comer (o disfagia) son comunes luego de una laringectomía total. Los problemas pueden ser temporales o prolongados. Los riesgos de los problemas al tragar incluyen un estado nutricional pobre, limitaciones en las situaciones sociales y una reducción en la calidad de vida.

Los pacientes experimentan dificultades al tragar como resultado de:

- El funcionamiento anormal de los músculos faríngeos (dismotilidad)
- La disfunción cricofaríngea del cartílago cricoides y la faringe
- La disminución de la fuerza de los movimientos de la base de la lengua
- La aparición de un pliegue de mucosa o tejido cicatrizal en la base de la lengua llamado "pseudoepiglotis". La comida se puede acumular entre el pseudoepiglotis y la base de la lengua
- La dificultad en los movimientos de la lengua, al masticar, y en la propulsión de la comida en la faringe

por la remoción del hueso de la hioides y otros cambios estructurales

- Una contracción dentro de la faringe o el esófago que puede disminuir el paso de la comida y causar su acumulación
- El desarrollo de una bolsa (divertículo) en la pared faringoesofágica que puede acumular fluidos y comida, y causa la molestia de comida «atascada» en la parte superior del esófago

Usualmente, no se les permite a los laringectomizados tragar alimentos inmediatamente después de la cirugía, y se deben alimentar a través de una sonda por dos o tres semanas. Se inserta la sonda hasta el estómago a través de la nariz, la boca o la fístula traqueoesofágica, y se administra alimentación líquida a través de esta. Sin embargo, esta práctica está cambiando lentamente; existen cada vez más evidencias de que en cirugías estándares, se puede comenzar la ingestión oral con líquidos claros incluso 24 horas después de la cirugía. Esto también podría ayudar a tragar, ya que se seguirán utilizando los músculos involucrados.

Luego de un episodio de obstrucción de comida en la parte superior del esófago, puede ser difícil tragar por uno o dos días. Esto se debe probablemente a la hinchazón local de la parte trasera de la garganta; normalmente, esta desaparece con el tiempo.

Formas de evitar estos episodios:

- Comer despacio y pacientemente
- Tomar pequeños bocados de comida y masticar muy bien

- Tragar pequeñas cantidades de comida a la vez y siempre mezclarlas con líquido en la boca antes de tragar. Los líquidos tibios hacen que tragar sea más fácil
- Bajar la comida con tanto líquido como sea necesario (los líquidos tibios pueden funcionar mejor para algunas personas al bajar la comida)
- Evitar comida que sea pegajosa o difícil de masticar. Cada quien necesita encontrar por sí mismo qué tipos de alimentos son más fáciles de ingerir. Algunos alimentos son fáciles de tragar (como el pan tostado o seco, el yogur y los bananos) pero otros tienden a ser pegajosos (como las manzanas sin pelar, la lechuga y otros vegetales con hojas, y la carne).

Es posible que los problemas para tragar mejoren con el tiempo. Sin embargo, es posible que se necesite una dilatación del esófago si este queda estrecho permanentemente. Es posible evaluar qué tan estrecho está con una prueba de deglución. Usualmente es un otorrinolaringólogo o un gastroenterólogo quien realiza la dilatación (ver Dilatación del esófago, página 100)

Pruebas para evaluar la dificultad al tragar

Existen cinco pruebas principales que se pueden utilizar para la evaluación de las dificultades al tragar:

- radiografía con ingestión de bario;
- videofluoroscopia (exploración radiológica dinámica);
- evaluación endoscópica superior de la deglución;
- nasofibrolaringoscopia;

- manometría esofágica (mide las contracciones de los músculos del esófago);

Se escoge la prueba específica de acuerdo con la condición clínica.

La videofluoroscopia, que usualmente es la primera evaluación que se les hace a los pacientes, graba la deglución durante la fluoroscopia. Esto permite una visualización y un estudio preciso de la secuencia de eventos que componen una deglución. Se limita al esófago cervical. El video, tomado con perspectiva frontal y lateral, puede verse en velocidades mucho más lentas para facilitar un estudio riguroso. Esto ayuda a identificar movimientos anormales de la comida, como la aspiración, la acumulación, el movimiento de las estructuras anatómicas, las actividades de los músculos; y los tiempos exactos de transición oral y faríngea. Se pueden evaluar los efectos de diferentes consistencias y posiciones del bario. Se pueden usar bolos duros o sólidos en pacientes que presentan disfagia con comida sólida.

Estenosis del esófago y problemas de deglución

Una constricción del esófago es un estrechamiento a lo largo del faringoesófago que bloquea o inhibe el paso cómodo de la comida y causa que el esófago tenga una forma de reloj de arena.

Es posible que las estrecheces luego de una laringectomía se deban a efectos de la radioterapia o a que el cierre quirúrgico esté muy apretado, y también es posible que se desarrollen gradualmente en forma de cicatrices.

Las intervenciones que pueden ayudar al paciente incluyen:

- cambios dietarios y posturales;
- miotomía (cortar el músculo);

- dilatación (véase a continuación).

- El colgajo libre que se usa en ocasiones para remplazar la laringe no tiene movimiento, lo que hace que tragar sea incluso más difícil. Luego de una cirugía en estos casos, la comida desciende principalmente por acción de la gravedad. El tiempo que le toma a la comida llegar al estómago varía para cada persona, y se encuentra entre cinco y diez segundos.

Es útil masticar bien los alimentos y mezclarlos con líquidos en la boca antes de tragar, al igual que solo tragar pequeñas cantidades de comida a la vez y esperar a que baje. Es útil beber líquidos entre alimentos sólidos para ayudar a bajar la comida. Comer toma más tiempo; se debe aprender a ser paciente y a tomarse todo el tiempo que se necesite para terminar la comida.

La hinchazón que se presenta inmediatamente después de la cirugía tiende a disminuir con el tiempo, lo que reduce el estrechamiento del esófago y finalmente hace que tragar sea más fácil. Es bueno recordar esto, ya que siempre se espera que tragar se haga más fácil en los primeros meses posteriores a la cirugía. Sin embargo, si esto no ocurre, una opción terapéutica es la dilatación del esófago.

Dilatación del esófago

La estenosis del esófago es una consecuencia muy común de la laringectomía; es frecuente que se necesite una dilatación del esófago estrecho para reabrirlo. Usualmente, el procedimiento necesita repetirse y la frecuencia de este varía para cada persona. En algunas personas, este es un requerimiento para toda la vida y, en otras, el esófago puede quedarse abierto luego de algunas dilataciones. El procedimiento requiere sedación o anestesia porque es doloroso. Se introducen una serie de dilatadores con un diámetro mayor al del esófago para dilatarlo lentamente. Si bien el proceso resuelve la fibrosis, es posible que la condición regrese después de un tiempo.

En ocasiones, se utiliza un balón dilatador en lugar de un dilatador largo para dilatar la estrechez. Otro método que puede ayudar es el uso de esteroides tópicos e inyectables en el esófago. Aunque es un otorrinolaringólogo o un gastroenterólogo quien realiza la dilatación, en algunos casos el paciente puede realizarla en casa. En casos problemáticos, puede ser necesaria una cirugía para eliminar la constricción o remplazar la sección estrecha con un injerto.

Ya que la dilatación desintegra la fibrosis, puede que el dolor ocasionado por el procedimiento perdure un tiempo. Tomar analgésicos puede aliviar la molestia. (Véase Tratamiento del dolor, página 104)

El uso de Botox®

El Botox® es un preparado farmacéutico de toxina botulínica A, producida por *Clostridium botulinum*, una bacteria anaeróbica que causa botulismo, una enfermedad de parálisis muscular. La toxina botulínica causa una parálisis parcial muscular actuando en las fibras nerviosas colinérgicas presinápticas, al evitar la secreción de acetilcolina en la unión neuromuscular. Se puede usar en pequeñas cantidades para paralizar temporalmente los músculos de tres a cuatro meses. Se utiliza para controlar los espasmos de los músculos, el parpadeo excesivo y para el tratamiento cosmético de las arrugas. Algunos efectos secundarios poco frecuentes son la debilidad muscular general e incluso, aunque casi nunca, la muerte. La inyección de Botox® se ha convertido en el tratamiento preferido para algunas personas para mejorar la deglución y el habla traqueoesofágica luego de la laringectomía.

Para los laringectomizados, se han utilizado inyecciones de Botox® para reducir la hipertonicidad y el espasmo en el segmento vibrante, dando como resultado que se requiera menos esfuerzo para producir la voz esofágica o traqueoesofágica. Sin embargo, solo es efectivo para músculos hiperactivos y puede requerir la inyección de dosis relativamente grandes en los músculos espásticos. También se puede utilizar para relajar la tensión de los músculos de la mandíbula cuando se presentan dificultades para tragar. No funciona en condiciones que no se deben a espasmos musculares, como divertículos esofágicos, constricciones debidas a la fibrosis resultante de la radioterapia, y cicatrices y estrechamiento resultantes de la cirugía.

Una hipertonía del músculo constrictor o espasmo faringoesofágico (EFE) es una causa común en fallas del habla traqueoesofágica resultantes de la laringectomía. La hipertonía del músculo constrictor puede incrementar la presión máxima intraesofágica durante el habla, lo que impide un discurso fluido. También puede causar molestias al tragar, pues interfiere con el tránsito faríngeo de los alimentos y líquidos.

Se puede obtener la inyección de Botox® con un otorrinolaringólogo en la clínica. Se puede aplicar la inyección percutáneamente o a través de un esofagogastroduodenoscopio. Se aplica la inyección percutánea en los músculos constrictores faríngeos al costado de la nueva faringe (neofaringe) justo encima y al lado del estoma.

Se puede realizar una inyección con un esofagogastroduodenoscopio cuando no sea posible una inyección percutánea. Este método se utiliza en pacientes con fibrosis postradioterapia severa, disrupción de la anatomía cervical, y ansiedad o incapacidad de soportar una inyección percutánea. Este método permite una visualización directa y una mayor precisión. A menudo es un gastroenterólogo quien aplica la inyección en el segmento del espasmo faringoesofágico, seguida de una expansión cuidadosa con un masaje con balón dilatador para facilitar la distribución uniforme del Botox®.

Fístula faringocutánea

Una fístula faringocutánea es una conexión anormal entre la mucosa faríngea y la piel. Normalmente se produce una fuga de saliva del área faríngea a la piel, indicando una ruptura de la línea de sutura faríngea. Es la complicación más común luego de una laringectomía y ocurre usualmente de siete a diez días después de la operación. La radioterapia previa es un factor de riesgo. Se evita la alimentación oral hasta que la fístula sane por sí sola o se repare con cirugía.

Se puede evaluar el cierre de la fístula por una «prueba de tinte» (como la ingesta de azul de metileno, que aparece en la piel si la fístula no está obstruida) o por exámenes radiográficos con contraste.

El olfato luego de una laringectomía

Los laringectomizados pueden experimentar dificultades con su sentido del olfato. Esto sucede a pesar del hecho de que la laringectomía regular no involucra los nervios relacionados con el sentido del olfato, y este permanece intacto. Sin embargo, lo que ha cambiado es el camino por donde fluye el aire durante la respiración. Antes de una laringectomía, el aire fluye hacia los pulmones a través de la nariz y la boca. Este movimiento de aire a través de la nariz permite detectar los olores y aromas cuando entran en contacto con las terminaciones nerviosas de la nariz responsables del olfato. Sin embargo, luego de una laringectomía, ya no hay un flujo activo de aire a través de la nariz. Esto se puede percibir como una pérdida de olfato. La «*técnica del bostezo cortés*» puede ayudar a los laringectomizados a recuperar su olfato. Este método se conoce como la «técnica del bostezo cortés» porque los movimientos que involucra son similares a los que se utilizan cuando intentamos bostezar con la boca cerrada. Un movimiento rápido y hacia abajo de la mandíbula y la lengua, mientras se mantienen los labios cerrados, creará un vacío sutil, llevando aire hacia los pasajes nasales y habilitando la detección de cualquier olor a través del nuevo flujo de aire. Con práctica, es posible lograr el mismo vacío moviendo la lengua de forma más sutil (pero efectiva).

CAPÍTULO 12: Complicaciones médicas resultantes de la radioterapia y la cirugía: tratamiento del dolor, metástasis del cáncer, hipotiroidismo, y prevención de errores médicos

Esta sección describe una variedad de complicaciones médicas que afectan a los laringectomizados.

Se discute la hipertensión en la página 33 y el linfedema, en la página 40.

Tratamiento del dolor

Muchos pacientes y sobrevivientes de cáncer manifiestan sentir dolor. El dolor puede ser una de las señales más importantes del cáncer y puede incluso llevar a su diagnóstico. Por ende, no se debe ignorar y debe ser una señal de que se necesita atención médica. El dolor asociado con el cáncer puede variar en cuanto a su intensidad y naturaleza. Puede ser constante, intermitente, leve, moderado o severo. También puede ser intenso, sordo o punzante.

El dolor puede deberse a un tumor que presiona o crece en tejidos cercanos y los destruye. Conforme el tumor aumenta de tamaño, puede presionar los nervios, huesos u otras estructuras y causar dolor. Los cánceres de cabeza y cuello también pueden erosionar la mucosa y exponerla a la saliva y a las bacterias de la boca. El dolor es incluso más probable en el cáncer reincidente o que ha hecho metástasis.

También puede ser resultado de los tratamientos para el cáncer. La quimioterapia, la radioterapia y la cirugía son todas fuentes potenciales de dolor. La quimioterapia puede causar diarrea, úlceras en la boca, y daños a los nervios. La radioterapia en cabeza y cuello puede causar sensaciones de dolor y ardor en la piel y la boca, tensión en los músculos y daño en los nervios. La cirugía también puede ser dolorosa, puede dejar deformidades o cicatrices que toman tiempo en mejorar.

El dolor de cáncer se puede tratar con diferentes métodos. En lo posible, lo mejor es eliminar la fuente del dolor a través de radioterapia, quimioterapia o cirugía. Sin embargo, de no ser posible, la medicación oral, el bloqueo de nervios, la acupuntura, la acupresión, los masajes, la fisioterapia, la meditación, la relajación e incluso el humor pueden ser otros tratamientos. Los especialistas en el tratamiento del dolor pueden ofrecer este tipo de tratamientos.

Se pueden administrar analgésicos en pastillas, en pastillas solubles, intravenosamente, intramuscularmente, rectalmente o a través de parches en la piel. La medicación incluye: analgésicos (como aspirina, acetaminofén), fármacos antiinflamatorios no esteroideos (como ibuprofeno), opioides débiles (como codeína) o fuertes (como morfina, oxicodona, hidromorfona, fentanilo, metadona).

En ocasiones, los pacientes no reciben el tratamiento adecuado para el dolor del cáncer. Algunas de las razones para ello son la reserva de los doctores a preguntar sobre el dolor o a ofrecer tratamientos, la reserva de los pacientes a hablar sobre su dolor, el miedo a la adicción a los medicamentos, y el miedo a los efectos secundarios.

Tratar el dolor puede mejorar el bienestar de los pacientes, al igual que aliviar las dificultades impuestas a sus cuidadores. Se debe animar a los pacientes a hablar con sus médicos sobre su dolor y a buscar tratamiento. Una evaluación realizada por un especialista en el tratamiento del dolor puede ser muy útil; todos los centros grandes de cáncer tienen programas de tratamiento del dolor.

Síntomas y señales de cáncer nuevo o reincidente de cabeza y cuello

La mayoría de pacientes de cánceres de cabeza y cuello reciben un tratamiento médico y quirúrgico que elimina y erradica el cáncer. Sin embargo, siempre existe la posibilidad de que el cáncer regrese; es necesario un control para detectar la reincidencia o los posibles nuevos tumores primarios. Por lo tanto, es muy importante estar atento a las señales de cáncer de laringe y otros tipos de cánceres de cabeza y cuello, para facilitar una detección en etapa temprana.

Algunas señales y síntomas de los cánceres de cabeza y cuello son:

- esputo con sangre;
- sangrado de la nariz, garganta o boca;
- tumores dentro o fuera del cuello;
- manchas blancas, rojas u oscuras o tumores dentro de la boca;
- dificultad o sonidos anormales al respirar;
- tos crónica;
- cambios en la voz (incluyendo la voz ronca);
- hinchazón o dolor de cuello;
- dificultad para masticar, tragar o mover la lengua;
- engrosamiento en las mejillas;
- dolor alrededor de los dientes, o dientes flojos;
- una llaga en la boca que no cicatriza o aumenta de tamaño;

- entumecimiento de la lengua o cualquier otra parte de la boca;
- dolor persistente de boca, garganta u oído;
- Mal aliento
- Pérdida de peso

Las personas con estos síntomas deben acudir a un cirujano de cabeza y cuello cuanto antes.

Metástasis de los cánceres de cabeza y cuello

El cáncer de laringe, al igual que otros cánceres de cabeza y cuello, puede hacer metástasis hacia los pulmones y el hígado. El riesgo de metástasis es mayor en tumores más grandes y en tumores que se hayan detectado tarde. El mayor riesgo de metástasis se encuentra en los primeros cinco años y especialmente en los dos primeros años luego de que el cáncer aparece. Si los ganglios linfáticos no demuestran cáncer, el riesgo es menor.

Las personas que hayan sufrido de cáncer en algún punto pueden tener más probabilidades de desarrollar otro tipo de malignidad no relacionada con su cáncer de cabeza y cuello. Conforme las personas envejecen, a menudo desarrollan otro tipo de problemas médicos que requieren de cuidado, como, por ejemplo, la hipertensión y la diabetes. Por lo tanto, es imperativo recibir una nutrición adecuada, cuidar de su salud dental (véase Problemas dentales, página 119), física y mental, estar bajo un buen cuidado médico y realizarse exámenes de forma regular (véase Control por parte del médico de cabecera, el internista y los especialistas médicos, página 114). Por supuesto, los sobrevivientes de cáncer de cabeza y cuello, al igual que los demás, deben cuidarse de todos los otros tipos de cáncer. Estos son relativamente fáciles de diagnosticar con una evaluación regular; algunos son el cáncer de mama, el cáncer cervical, el cáncer de próstata, el cáncer de colon y el cáncer de piel.

Hormona tiroidea baja (hipotiroidismo) y su tratamiento

La mayoría de laringectomizados desarrollan bajos niveles de la hormona tiroidea (hipotiroidismo), debido a los efectos de la radioterapia y la extracción parcial o total de la glándula tiroidea durante la laringectomía.

Los síntomas de hipotiroidismo varían: algunas personas no presentan síntomas, mientras que otras padecen de síntomas intensos o, rara vez, potencialmente mortales. Los síntomas no son específicos y se asemejan a muchos cambios propios del envejecimiento.

Síntomas generales: la hormona tiroidea estimula el metabolismo del cuerpo. La mayoría de los síntomas del hipotiroidismo se deben al enlentecimiento de los procesos metabólicos. Los síntomas sistémicos incluyen fatiga, aletargamiento, incremento de peso e intolerancia a las bajas temperaturas.

Piel: disminución de la sudoración, piel seca y gruesa, cabello áspero o delgado, desaparición del pelo de las cejas y uñas quebradizas.

Ojos: leve hinchazón alrededor de los ojos.

Sistema cardiovascular: disminución del ritmo cardíaco y debilitamiento de las contracciones del corazón, lo cual disminuye su funcionamiento general. Estos síntomas pueden causar fatiga y dificultad para respirar durante el ejercicio. El hipotiroidismo también puede provocar hipertensión leve y aumentar los niveles de colesterol.

Sistema respiratorio: los músculos respiratorios se pueden debilitar y la función pulmonar puede disminuir. Los síntomas incluyen fatiga, dificultad para respirar durante el ejercicio y disminución de la capacidad para ejercitarse. El hipotiroidismo puede ocasionar hinchazón de la lengua, voz ronca y apnea del sueño (no aplica en el caso de laringectomizados).

Sistema gastrointestinal: disminución de la actividad del tracto digestivo, causando estreñimiento.

Sistema reproductor: irregularidades en el ciclo menstrual, desde periodos ausentes o infrecuentes hasta periodos muy frecuentes y abundantes.

Es posible corregir la deficiencia tiroidea tomando hormona tiroidea sintética (tiroxina). Se debe tomar este medicamento con el estómago vacío junto con un vaso completo de agua treinta minutos antes de comer, preferiblemente antes del desayuno o a una hora del día similar. Los alimentos con alto contenido de grasas, como los huevos, el tocino, el pan tostado, las papas fritas y la leche, pueden disminuir la absorción de la tiroxina en un 40 %.

Es posible encontrar varias fórmulas de tiroxina sintética, pero ha habido mucha controversia en cuanto a si su eficacia es la misma. En el 2004, la Administración de Medicamentos y Alimentos de Estados Unidos (FDA) aprobó un sustituto genérico para medicamentos de marcas comerciales que contienen levotiroxina. La Asociación Estadounidense de la Tiroides, la Sociedad Endocrina y la Asociación Estadounidense de Endocrinólogos Clínicos se opusieron a esta decisión y recomendaron a los pacientes continuar con la misma marca. En caso de que los pacientes deban cambiar de marcas o utilizar un sustituto genérico, será necesario realizar la prueba de la hormona estimulante de la tiroides (TSH, por sus siglas en inglés) seis semanas después.

Debido a que puede haber diferencias sutiles entre las fórmulas de tiroxina sintética, es mejor consumir una sola fórmula en la medida de lo posible. En caso de que se deba cambiar la preparación, será necesario hacer control de seguimiento de la TSH y, a veces, de los niveles séricos de tiroxina libre (T4L), para determinar si es necesario ajustar a la dosis.

Después de comenzar la terapia, el paciente debe ser evaluado de nuevo y se debe medir la concentración sérica de TSH en tres o seis semanas y, si es necesario, ajustar la dosis. Por lo general, los síntomas del hipotiroidismo comienzan a disminuir después de dos o tres semanas de terapia de reemplazo y pueden tardar al menos seis semanas en desaparecer.

En el caso de pacientes cuyos síntomas persistan y tengan una concentración sérica de TSH alta, se puede aumentar una dosis de tiroxina en tres semanas. Se necesitan aproximadamente seis semanas antes de que se logre un estado hormonal estable luego de haber iniciado la terapia o cambiado la dosis.

El proceso de aumentar la dosis de la hormona cada tres a seis semanas debe ser continuo, basándose en las mediciones periódicas de la TSH hasta que vuelva a la normalidad (aproximadamente de 0,5 a 5,0 mU/L). Una vez se alcance la meta, será preciso realizar seguimientos periódicos.

Luego de identificar cuál es la dosis de mantenimiento adecuada, el paciente deberá ser examinado y deberá medirse la concentración sérica de TSH una vez al año, o más a menudo si hay un resultado anormal o un cambio en la condición del paciente. Puede ser necesario ajustar la dosis a medida que el paciente envejece o por cambios de peso.

Evitar errores médicos y quirúrgicos

Los errores médicos y quirúrgicos son muy comunes. Su ocurrencia aumenta las demandas por negligencia, el costo de la atención médica, la estancia hospitalaria de los pacientes, y la morbilidad y mortalidad.

El portal Disabled-World.com publicó un manuscrito en el que describo mis experiencias personales haciendo frente a los errores médicos y quirúrgicos durante mi tratamiento; disponible en

https://www.disabled-world.com/disability/publications/neck-cancer-patient.php

La mejor manera de evitar errores es que el paciente sea su propio representante o tenga un familiar o amigo que actúe como tal.

Se pueden reducir los errores médicos por medio de las siguientes precauciones:

- Estar informado y no dudar para cuestionar o pedir explicaciones.
- Convertirse en un «*experto*» en los asuntos médicos propios.
- Tener familia o amigos que permanezcan en el hospital.
- Obtener una segunda opinión
- Informar al personal médico sobre la condición y necesidades propias (antes y después de la cirugía).

La incidencia de errores debilita la confianza del paciente en su personal de salud. El reconocimiento y aceptación de la responsabilidad por parte del personal médico puede cerrar la brecha que los aparta del paciente y puede restablecer la confianza perdida. Cuando tal diálogo se establece, se puede aprender más sobre los detalles de las circunstancias que condujeron al error, ayudando a evitar errores similares. El diálogo abierto puede asegurar a los pacientes que su personal médico toma en serio el asunto y que se adoptarán medidas para hacer que su estadía en el hospital sea más segura.

No hablar sobre los errores con el paciente y su familia puede incrementar su ansiedad, frustración y enojo, interfiriendo así con su recuperación. Y, por supuesto, dicho enojo puede dar paso a demandas por negligencia.

Una mayor vigilancia por parte de la comunidad médica permite reducir los errores. Es evidente que estos errores deben evitarse tanto como sea posible; ignorarlos puede conducir a su repetición. Las políticas institucionales deben apoyar y motivar a los profesionales de la salud a divulgar los incidentes negativos. Una mayor franqueza y sinceridad después de dichos incidentes puede mejorar las relaciones entre el personal médico y el paciente. Existen importantes medidas preventivas que cada institución y consultorio médicos pueden implementar. Además, informar al paciente y sus cuidadores sobre las condiciones del paciente y el plan de tratamiento es de suma importancia. Los profesionales médicos pueden salvaguardar y evitar errores cuando ven alteraciones a la terapia planeada.

Para evitar errores, los establecimientos médicos pueden seguir los siguientes pasos:

- Implementar un entrenamiento médico mejor y uniforme.

- Adherirse a buenos estándares de cuidado ya establecidos.

- Realizar una revisión regular de los registros para detectar y corregir errores médicos.
- Solo emplear personal médico bien calificado y entrenado.
- Aconsejar, reprender y educar a los miembros del personal que cometan errores, o despedir a quienes sigan incurriendo en errores.
- Desarrollar y seguir meticulosamente algoritmos (conjuntos de instrucciones específicas para procedimientos), establecer protocolos y listas de chequeo junto a las camas para todas las intervenciones.
- Incrementar la supervisión y comunicación entre el personal de atención médica.
- Investigar todos los errores y adoptar medidas para evitarlos.
- Educar e informar al paciente y sus cuidadores sobre la condición del paciente y el plan de tratamiento.
- Contar con un familiar o amigo que actúe como representante del paciente para garantizar la idoneidad de la gestión.
- Responder las quejas del paciente y su familia, aceptar la responsabilidad cuando corresponda, discutir dichos temas con la familia y el personal, y tomar medidas para evitar errores.

CAPÍTULO 13 Cuidado preventivo: seguimiento, abstención del cigarrillo y vacunación

El cuidado médico y dental preventivo es esencial para los pacientes con cáncer. Muchas de las personas que padecen esta enfermedad olvidan ocuparse de otros problemas médicos importantes y se centran exclusivamente en su cáncer. Descuidar otros asuntos médicos puede conducir a graves consecuencias que, a su vez, pueden influir en el bienestar y la longevidad.

Las medidas preventivas más importantes para los laringectomizados y pacientes con cáncer de cabeza y cuello incluyen:

- cuidado dental apropiado;
- exámenes de rutina con el médico de cabecera;
- seguimientos rutinarios con un cirujano de cabeza y cuello;
- vacunas pertinentes;
- dejar de fumar;
- utilizar técnicas apropiadas (por ejemplo, emplear agua esterilizada para la irrigación del estoma); y
- mantener una nutrición adecuada.

En el Capítulo 14 (pág. 119) se habla del seguimiento rutinario y el cuidado dental preventivo.

En el Capítulo 8 (pág. 61) se presenta el uso de técnicas apropiadas para el cuidado del estoma.

En el Capítulo 11 (pág. 88) se habla de la nutrición adecuada.

Seguimiento con el médico de cabecera, el internista y los especialistas médicos

El seguimiento médico continuo con especialistas, incluyendo el cirujano de cabeza y cuello, el radioterapeuta —para quienes tienen tratamiento con radioterapia— y el oncólogo —para quienes reciben quimioterapia—, es crucial. A medida que pasa el tiempo después del diagnóstico inicial, el tratamiento y la cirugía, el seguimiento se realiza con menor frecuencia. La mayoría de los cirujanos de cabeza y cuello recomiendan un examen mensual-trimestral de seguimiento durante el primer año luego del diagnóstico o la cirugía y después con menor frecuencia, dependiendo de la condición del paciente. Se debe motivar a los pacientes para que contacten a su médico cuando presenten nuevos síntomas.

Los chequeos regulares permiten detectar cualquier cambio en la salud y tratar nuevos problemas que surjan. El médico clínico realizará un examen exhaustivo para detectar la reaparición del cáncer. Los chequeos incluyen un examen general de todo el cuerpo y un examen específico del cuello, la garganta y el estoma. El examen de las vías respiratorias superiores se realiza utilizando un endoscopio o por medio de visualización indirecta con un espejo pequeño de mango largo, para determinar si hay áreas anormales. También se pueden realizar estudios radiológicos y de otro tipo cuando sea necesario.

Además, es muy importante el seguimiento con el internista o médico de cabecera, así como el odontólogo, para tratar otros asuntos médicos y dentales.

Vacuna contra la influenza

Sin importar su edad, es muy importante que los laringectomizados estén vacunados contra esta enfermedad. La influenza puede ser más difícil de controlar y la vacunación es una herramienta preventiva importante.

Hay dos tipos de vacunas contra la influenza: una inyectable adecuada para todas las edades y una inhalatoria (virus vivo) que solo se suministra a personas menores de cincuenta años que no estén inmunocomprometidos.

Las vacunas disponibles son:

1. La «*inyección de gripe*»: una vacuna inactivada que contiene el virus muerto y se suministra a través de una inyección, por lo general en el brazo. Esta inyección es apta para personas mayores de seis meses, incluyendo personas sanas y personas con enfermedades crónicas.

2. La vacuna contra la gripe por pulverización nasal: es una vacuna hecha con los virus vivos y debilitados de la influenza que no provocan gripe, a veces llamada «*vacuna viva atenuada contra la influenza*» (LAIV, por sus siglas en inglés) o FluisMist ®. El uso de la LAIV es apto para personas saludables entre los 2 y 49 años, con excepción de las mujeres embarazadas.

Para cada estación del año se prepara una nueva vacuna contra la influenza. Si bien las cepas exactas que provocan la gripe son impredecibles, es probable que esas cepas que provocaron la enfermedad en otras partes del mundo también la provoquen en EE. UU. Lo mejor es consultar a su médico antes de la vacunación, para asegurarse de que no haya ninguna razón por la que no deba vacunarse, como la alergia al huevo.

La mejor manera de diagnosticar la influenza es realizar un examen rápido de secreciones nasales con uno de los kits de diagnóstico. Debido a que los laringectomizados no tienen conexión entre la nariz y los pulmones, es recomendable analizar las secreciones nasales además del esputo traqueal, utilizando un kit aprobado para la prueba de esputo.

El Centro de Control de Enfermedades proporciona información al respecto en su página web (*https://espanol.cdc.gov/enes/flu/about/index.html*).

Una «*ventaja*» de ser laringectomizado es que, por lo general, se contraen menos infecciones causadas por virus de las vías respiratorias. Esto se debe a que, por lo general, los virus del resfriado primero infectan la nariz y la garganta, y desde allí viajan hacia el resto del cuerpo, incluyendo los pulmones. En vista de que los laringectomizados no respiran por la nariz, es menos probable que se infecten con los virus del resfriado.

Aun así, es importante para los laringectomizados recibir cada año inmunización contra el virus de la influenza, utilizar un intercambiador de calor y humedad (HME) para filtrar el aire que llega a los pulmones y lavar bien sus manos antes de manipular el estoma, el (HME) o antes de comer. El dispositivo Atos (Provox) Micron HME con filtros electrostáticos está diseñado para filtrar potenciales patógenos y reducir la susceptibilidad a infecciones respiratorias.

El virus de la influenza se puede propagar con solo tocar objetos contaminados. Los laringectomizados que utilizan prótesis de voz y necesitan presionar su (HME) para hablar pueden correr mayor riesgo de introducir el virus directamente en sus pulmones. Lavarse las manos o utilizar un limpiador de piel puede evitar la propagación del virus.

Vacunación contra el neumococo

Es aconsejable que los laringectomizados y pacientes que respiran por el cuello se hagan vacunar contra la bacteria neumococo, una de las mayores causantes de neumonía. Hay dos tipos de vacunas contra esta bacteria: la vacuna antineumocócica conjugada (Prevnar 13 o PCV13) y la vacuna antineumocócica polisacárida (Pneumovax o PPV23), una vacuna polisacárida antineumocócica de 23 valencias.

Es recomendable consultar al médico acerca de recibir la vacuna antineumocócica.

El Centro de Control de Enfermedades publica en su página web (*https://www.cdc.gov/spanish/especialescdc/enfermedadneumococica/index.html*) los lineamientos actuales pertinentes.

Evitar fumar y consumir alcohol

Las personas con cáncer de cabeza y cuello deben recibir asesoría sobre la importancia de dejar de fumar. Fumar no solo es un factor de riesgo significativo para el cáncer de cabeza y cuello, sino que el riesgo de cáncer se ve incrementado por el consumo de alcohol. Fumar también puede influir en el pronóstico del cáncer. Los pacientes con cáncer de laringe que continúan fumando y consumiendo alcohol tienen menos posibilidades de curarse y mayores posibilidades de desarrollar un segundo tumor. Cuando se continúa fumando durante y después de la radioterapia, se puede incrementar la severidad y la duración de las reacciones de la mucosa, empeorando la sequedad bucal (xerostomía) y comprometiendo el resultado del paciente.

Fumar tabaco y beber alcohol también pueden disminuir la efectividad del tratamiento para el cáncer de laringe. Los pacientes que continúan fumando mientras reciben radioterapia tienen una tasa más baja de supervivencia a largo plazo en comparación con aquellos que no fuman.

CAPÍTULO 14: Problemas dentales y oxigenoterapia

Los problemas dentales pueden constituir un desafío para los laringectomizados, principalmente debido a los efectos a largo plazo de la radioterapia. Mantener una buena higiene dental puede evitar muchos problemas.

Problemas dentales

Los problemas dentales son comunes luego de la exposición de la cabeza y el cuello a la radioterapia.

Los efectos de la radioterapia incluyen:

flujo sanguíneo reducido hacia el hueso maxilar y el mandibular;

producción reducida y cambios en la composición química de la saliva; y

cambios en las bacterias que colonizan la boca.

Debido a todos estos cambios, la caries dental, el dolor y la inflamación gingival y periodontal pueden ser especialmente problemáticos. Dichos efectos se pueden atenuar con buen cuidado bucal y dental; por ejemplo, en lo posible limpiar y enjuagar con pasta dental con fluoruro después de cada comida. Utilizar una preparación con fluoruro especial para hacer gárgaras o aplicarla en la encía puede ayudar a prevenir las caries dentales. También es importante mantenerse bien hidratado y utilizar un sustituto de saliva cuando sea necesario.

Es aconsejable que los pacientes que reciben radioterapia para la cabeza y el cuello visiten a su odontólogo para un examen oral minucioso varias semanas antes de iniciar el tratamiento y que, a lo largo de toda su vida, los examinen en forma regular cada año o semestre. Recibir limpieza dental regular también es importante.

En vista de que el tratamiento con radioterapia altera el flujo sanguíneo hacia los huesos maxilares y mandibulares, los pacientes pueden estar en riesgo de desarrollar en dichas zonas necrosis ósea (osteorradionecrosis). Las extracciones y las enfermedades dentales en las zonas irradiadas pueden conducir al desarrollo de esta complicación. Los pacientes deben informar a su odontólogo sobre su radioterapia antes de proceder con estos procedimientos. Se puede evitar la osteorradionecrosis con el suministro de una serie de terapias de oxígeno hiperbárico (ver a continuación) antes de la extracción o cirugía dental. Esta medida es recomendable en caso de que el diente involucrado esté en el área que ha sido expuesta a altas dosis de radiación. Puede ser de utilidad consultar al radioterapeuta que suministró la radioterapia, para determinar si esto es necesario.

La profilaxis dental puede reducir el riesgo de problemas que conducen a la necrosis ósea. Los tratamientos especiales con fluoruro pueden ayudar a evitar problemas dentales, junto con el cepillado, el uso de hilo dental y la limpieza regular de los dientes.

Se recomienda la siguiente rutina de cuidado dental en el hogar durante toda la vida:

- Utilizar hilo dental en cada diente y cepillar con pasta dental después de cada comida.

- Cepillar la lengua con un cepillo para lengua o un cepillo de cerdas suaves una vez al día.

- Enjuagar diariamente con una solución de bicarbonato de sodio, el cual ayuda a neutralizar la boca. La solución se prepara con una cucharadita de bicarbonato de sodio disuelta en 12 onzas de agua. Se puede utilizar esta solución a lo largo del día.

- Aplicar fluoruro a los moldes dentales una vez al día. Los moldes se encuentran disponibles en el comercio y los odontólogos también los hacen a la medida. Se colocan sobre los dientes durante diez minutos. No se debe enjuagar ni consumir líquidos o alimentos durante treinta minutos después de la aplicación del fluoruro.

También es muy común sufrir de reflujo de ácido estomacal luego de la cirugía de cabeza y cuello, en especial en personas a las que les han realizado una laringectomía parcial o total (ver Síntomas y tratamiento para el reflujo ácido estomacal, página 91). A su vez, el reflujo puede causar erosión dental (en especial en la mandíbula inferior) y, finalmente, pérdida de dientes.

Se pueden disminuir estos efectos negativos con las siguientes precauciones:

- Tomar medicación reductora de ácido.
- Consumir pequeñas cantidades de comida y líquido en cada ocasión.
- No acostarse inmediatamente después de comer.
- Al acostarse, elevar la parte superior del cuerpo con una almohada a una altura de 45 grados.

Terapia de oxígeno hiperbárico

La terapia de oxígeno hiperbárico (TOH) consiste en respirar oxígeno puro en una sala presurizada. La terapia de TOH es un tratamiento bien establecido para tratar el síndrome de descompresión —un riesgo que se corre al bucear con oxígeno— y se puede utilizar para evitar la osteorradionecrosis.

La terapia TOH se utiliza para tratar una variedad de condiciones médicas, incluyendo burbujas de aire en los vasos sanguíneos (embolismo arterial gaseoso); síndrome de descompresión; envenenamiento por monóxido de carbono; una herida que no cicatriza; una lesión por aplastamiento; gangrena; infección en la piel o el hueso que causan muerte del tejido, tales como osteorradionecrosis; heridas por radiación; quemaduras; injertos de piel o colgajos de piel en riesgo de muerte tisular; y anemia severa.

En una cámara para terapia TOH, la presión del aire se eleva hasta tres veces más que la presión normal. Bajo estas condiciones, los pulmones pueden recolectar mucho más oxígeno de lo que es posible al respirar oxígeno puro a una presión normal de aire.

La sangre transporta este oxígeno por todo el cuerpo, estimulando la liberación de sustancias químicas llamadas «*factores de crecimiento*» y células madre que promueven la curación. Cuando el tejido está lesionado requiere aún más oxígeno para sobrevivir. La terapia TOH incrementa la cantidad de oxígeno en la sangre y puede, de manera temporal, restaurar los niveles normales de gases sanguíneos y la función del tejido. Estos gases promueven la curación y la capacidad de los tejidos para combatir la infección.

Por lo general, esta terapia es segura y las complicaciones son escasas. Dichas complicaciones pueden incluir: miopía temporal; lesiones en el oído medio e interno (incluyendo secreción de líquido y ruptura del tímpano debido al aumento de la presión); daño orgánico a causa de los cambios en la presión del aire (barotrauma); y convulsiones como consecuencia de la toxicidad del oxígeno.

El oxígeno puro puede provocar un incendio en presencia de una fuente de ignición, como una chispa o llama. Por lo tanto, está prohibido ingresar a la sala de terapia de TOH objetos que puedan iniciar un incendio, por ejemplo, encendedores o dispositivos alimentados por baterías.

La terapia puede realizarse como un procedimiento ambulatorio y no requiere hospitalización. Los pacientes hospitalizados pueden necesitar transporte para llegar y regresar del lugar de la terapia de TOH, en caso de que el lugar sea externo.

El tratamiento se puede realizar de dos maneras:

En una unidad diseñada para una persona (monoplaza) en la que el paciente permanece acostado sobre una mesa acolchada que se desliza hacia un tubo de plástico transparente.

En una recámara diseñada para acomodar a varias personas en una sala múltiple de TOH en donde el paciente puede permanecer sentado o acostado. Una capucha o máscara libera el oxígeno.

Durante la terapia TOH la presión aumentada del aire crea una sensación temporal de taponamiento en los oídos — similar a la sensación de estar en un avión o a una altitud elevada— que puede aliviarse bostezando.

Una sesión de terapia puede durar de una a dos horas. Los miembros del equipo de cuidado médico monitorean al paciente a lo largo de toda la sesión. Luego de la terapia, el paciente puede sentirse aturdido por unos cuantos minutos.

Para que la terapia TOH sea efectiva, se requiere más de una sesión. El número de sesiones requeridas depende de la condición médica. Algunas condiciones, tales como el envenenamiento por monóxido de carbono, pueden tratarse en tan solo tres sesiones. Otras condiciones, como la osteorradionecrosis o heridas que no cicatrizan, pueden requerir de 25 a 30 sesiones.

A menudo, la terapia TOH por sí sola puede tratar el síndrome de descompresión, el embolismo arterial gaseoso y el envenenamiento severo por monóxido de carbono. Para tratar otras condiciones de manera efectiva, se utiliza el TOH como parte de un plan integral de tratamiento y se suministra junto con terapias adicionales y medicamentos que se ajustan a las necesidades individuales.

CAPÍTULO 15 Cuestiones psicológicas: depresión, suicidio, incertidumbre, compartir el diagnóstico, el cuidador y la fuente de apoyo

Los sobrevivientes de cáncer de cabeza y cuello, incluyendo los laringectomizados, enfrentan muchos desafíos psicológicos, sociales y personales. Esto se debe principalmente a que el cáncer de cabeza y cuello, así como su tratamiento, afectan algunas de las funciones humanas más básicas como respirar, comer, comunicarse y la interacción social. Comprender y tratar estos problemas no es menos importante que tener que lidiar con preocupaciones médicas.

Las personas diagnosticadas con cáncer experimentan numerosos sentimientos y emociones que pueden cambiar día a día, hora a hora o, incluso, minuto a minuto, y que pueden generar una carga psicológica pesada.

Algunos de estos sentimientos son:

- Negación
- Enojo
- Miedo
- Estrés
- Ansiedad
- Depresión
- Tristeza
- Culpa

- Soledad

Y algunos de los desafíos psicológicos que enfrentan los laringectomizados incluyen:

- Depresión
- Ansiedad y miedo a la recaída
- Aislamiento social
- Abuso de sustancias
- Imagen corporal
- Sexualidad
- Regreso al trabajo
- Interacción con la pareja, familia, amigos y compañeros de trabajo
- Impacto económico

Afrontar la depresión

Muchas personas con cáncer se sienten tristes o deprimidas. Esta es una respuesta normal a cualquier enfermedad grave. La depresión es uno de los problemas más difíciles de enfrentar para los pacientes diagnosticados con cáncer. Sin embargo, el estigma social asociado con el hecho de admitir depresión hace que sea difícil acercarse y buscar terapia.

Algunos de los signos de depresión incluyen:

- Un sentimiento de impotencia y desesperanza o pensar que la vida no tiene sentido.
- Desinterés por estar con familiares o amigos.
- Perder interés en pasatiempos o actividades que solía disfrutar.

- Pérdida del apetito o desinterés por la comida.
- Llorar por largos periodos o muchas veces al día.
- Problemas para dormir, ya sea dormir demasiado o muy poco.
- Cambios en los niveles de energía.
- Pensamientos suicidas, que incluyen hacer planes o tomar medidas para suicidarse, así como pensamientos recurrentes sobre la muerte.

Como laringectomizado, los retos de la vida a la sombra del cáncer significan que es aún más difícil lidiar con la depresión. Ser incapaz de hablar, o incluso tener dificultades al momento de hablar, hace que sea más difícil expresar las emociones y puede conducir al aislamiento. A menudo, los cuidados quirúrgicos y médicos no son suficientes para abordar estos problemas; se debe prestar más atención al bienestar mental luego de una laringectomía.

Afrontar y superar la depresión es muy importante, no solo por el bienestar del paciente, sino que también puede facilitar la recuperación y aumentar la posibilidad de una supervivencia más prolongada y una cura definitiva. Cada vez hay mayor evidencia científica de una conexión entre la mente y el cuerpo. Aunque aún no entendemos muchas de estas conexiones, es bien sabido que las personas motivadas a mejorar y que demuestran una actitud positiva se recuperan más rápido de una enfermedad grave, viven más y a veces superan enormes adversidades. De hecho, se ha demostrado que este efecto puede estar mediado por las alteraciones en las respuestas inmunitarias celulares y una disminución en la actividad de la células *natural killer*.

Por supuesto, hay muchas razones para sentirse deprimido luego de ser diagnosticado con cáncer y vivir con ello. Es una enfermedad devastadora para los pacientes y sus familiares, más aún porque la medicina todavía no ha encontrado una cura para la mayoría de los tipos de cáncer. En el momento en el que se descubre la enfermedad es demasiado tarde para la prevención y, si el cáncer se encuentra en una etapa avanzada, el riesgo de diseminación es alto y la posibilidad de una cura final disminuye de manera significativa.

Muchas emociones atraviesan la mente del paciente después de enterarse de las malas noticias. «¿Por qué yo? ¿Será cierto?». La depresión es parte del mecanismo normal que nos permite afrontar las adversidades. La mayoría de las personas pasan por varias etapas al momento de enfrentar una nueva situación difícil, tal como convertirse en un laringectomizado. Al principio, se sufre de negación y aislamiento, luego enojo, seguido de depresión y, finalmente, se llega a la aceptación.

Algunos se quedan «*atascados*» en cierta etapa, como la depresión o el enojo. Es importante seguir adelante y llegar a la etapa final de aceptación y esperanza. Por este motivo, la ayuda profesional, así como la comprensión y asistencia por parte de la familia y amigos son muy importantes.

Los pacientes tienen que enfrentarse a su eventual muerte, a veces por primera vez en su vida. Se ven forzados a sobrellevar una enfermedad y sus consecuencias inmediatas y a largo plazo. De manera paradójica, sentirse deprimido después de saber el diagnóstico le permite al paciente aceptar la nueva realidad. Dejar de preocuparse hace que sea más fácil vivir con un futuro incierto. No obstante, si bien pensar que «*ya no le importa*» puede hacerlo temporalmente más fácil, tal mecanismo de defensa puede interferir con la búsqueda de una atención adecuada y conducir a una rápida disminución en la calidad de vida de la persona.

Superar la depresión

Por fortuna, un paciente puede encontrar la fuerza para luchar contra la depresión. Inmediatamente después de la laringectomía las personas pueden sentirse abrumadas por las nuevas tareas y realidades diarias. A menudo, experimentan un periodo de luto debido a sus múltiples pérdidas, entre ellas su voz y su estado de salud primario. Además, también tienen que aceptar muchas carencias permanentes, incluyendo no poder hablar «de forma normal». Algunos pueden sentir que tienen que elegir entre sucumbir a una depresión progresiva o volverse proactivos y regresar a la vida. El deseo de mejorar y superar una discapacidad puede ser la fuerza conductora para revertir la tendencia al deterioro. La depresión puede repetirse, por lo cual superarla requiere una lucha continua.

Algunas de las formas en las que los laringectomizados y los pacientes con cáncer de cabeza y cuello pueden lidiar con la depresión incluyen:

- evitar el abuso de sustancias;
- buscar ayuda;
- descartar causas médicas, por ejemplo, hipotiroidismo o efectos secundarios de la medicación;
- determinar ser proactivo;
- minimizar el estrés;
- ser ejemplo para otros;
- retomar actividades previas;
- considerar tomar medicamentos antidepresivos; y

- buscar apoyo de la familia, amigos, profesionales, colegas, otros laringectomizados y grupos de apoyo.

A continuación, algunas formas para levantar el ánimo:

- realizar actividades de ocio;
- construir relaciones personales;
- mantenerse físicamente en forma y activo;
- reintegrarse socialmente con la familia y amigos;
- Hacer trabajo voluntario
- encontrar proyectos significativos; y
- descansar.

El apoyo de familiares y amigos es muy importante. La participación y contribución continua en la vida de los demás puede ser estimulante. Se pueden obtener fuerzas al disfrutar, interactuar e impactar la vida de los hijos y nietos. Dar ejemplo a los hijos o nietos y enseñarles a no rendirse ante situaciones adversas puede ser la fuerza conductora para volverse proactivo y resistir la depresión.

Participar en actividades que disfrutaba antes de la cirugía puede darle a la vida un propósito continuo. Asimismo, participar en las actividades de un club local de laringectomizados puede ser una fuente a apoyo, consejo y amistad.

También puede ser útil buscar la ayuda de un profesional en salud mental, como un trabajador social, un psicólogo o un psiquiatra. Es muy importante contar con un médico comprensivo y competente y un fonoaudiólogo que puedan brindar seguimiento continuo. Su participación puede ayudar a los pacientes a sobrellevar los problemas médicos y del habla de reciente aparición y contribuir a su sensación de bienestar.

Suicidio entre pacientes con cáncer de cabeza y cuello

Según estudios recientes, la tasa de suicidio entre pacientes con cáncer es el doble que la de la población general. Claramente, dichos estudios apuntan a la necesidad urgente de reconocer y tratar problemas psiquiátricos como la depresión y pensamientos suicidas en los pacientes.

La mayoría de los estudios han encontrado una alta incidencia de trastornos del ánimo depresivos asociados al suicidio entre los pacientes con cáncer. Además de los trastornos depresivos mayores o menores, también hay una alta tasa de depresión menos severa en pacientes de edad avanzada con cáncer, la cual, a veces, no se reconoce y a menudo no se trata de manera adecuada. Numerosos estudios han demostrado que la depresión severa era común en cerca de la mitad de todos los suicidios en personas con cáncer. Otros factores importantes que contribuyen a la situación incluyen ansiedad, desorden afectivo, dolor, falta de sistemas sociales de apoyo y desmotivación.

El aumento relativo del riesgo de suicidio es más alto durante los cinco primeros años después del diagnóstico de cáncer y luego disminuye gradualmente. Sin embargo, el riesgo continúa siendo alto durante los quince años posteriores al diagnóstico de cáncer. Las tasas de suicidio más altas entre pacientes con cáncer se asocian con ser hombre, blanco o soltero. Entre los hombres, las tasas de suicidio más altas se observan con el aumento de la edad en el momento del diagnóstico. Las tasas de suicidio también son altas entre pacientes con una enfermedad avanzada en el momento del diagnóstico.

Además, las tasas también varían según el tipo de cáncer: las tasas más altas se encuentran entre pacientes con cáncer de pulmón y bronquios; estómago; y cabeza y cuello, incluyendo la cavidad oral, la faringe y la laringe. Entre los pacientes con este tipo de cáncer se encuentra una alta incidencia de depresión o angustia. La alta tasa de depresión en pacientes con cáncer de cabeza y cuello puede deberse a la influencia devastadora que tiene la enfermedad en la calidad de vida de los pacientes. El cáncer de cabeza y cuello afecta la apariencia y, esencialmente, funciones como hablar, tragar y respirar.

Hacer pruebas para detectar depresión, desmotivación, angustia, dolor severo, problemas de afrontamiento y pensamientos suicidas en los pacientes con cáncer es una manera útil de identificar a aquellos en riesgo. El asesoramiento y la remisión a especialistas en salud mental, en el momento apropiado, pueden evitar el suicidio en los pacientes con cáncer en situación de riesgo. Este enfoque también implica hablar con los pacientes cuyo riesgo de suicidio es mayor, y con sus familias, sobre limitar su acceso a los métodos más comunes utilizados para suicidarse.

Sobrellevar un futuro incierto

Una vez se es diagnosticado con cáncer e incluso después de un tratamiento exitoso, es difícil y casi imposible liberarse por completo del miedo de que pueda reaparecer. Algunas personas son mejores que otras para vivir con esta incertidumbre; quienes se adaptan bien terminan siendo más felices y capaces de continuar con sus vidas en comparación con aquellos que no.

La dificultad para predecir el futuro radica en que los escáneres utilizados para detectar cáncer (tomografía por emisión de positrones o TEP, tomografía computarizada o TAC e imagen por resonancia magnética o IRM) por lo general solo detectan el cáncer cuando su tamaño es superior a un centímetro; los médicos pueden pasar por alto una lesión ubicada en un lugar difícil de visualizar.

Por lo tanto, los pacientes tienen que aceptar la realidad de que el cáncer puede reaparecer y que el examen físico y la vigilancia son las mejores maneras de controlar su condición.

A menudo, para sobrellevar un nuevo síntoma —a menos que sea urgente— es útil esperar unos días antes de buscar asistencia médica. En general, la mayoría de los nuevos síntomas desaparecerán en un periodo corto. Con el paso del tiempo, la mayoría de personas aprenden a no sentir pánico y utilizar la experiencia previa, el sentido común y su conocimiento para racionalizar y entender sus síntomas.

Por fortuna, conforme avanza el tiempo las personas mejoran su capacidad para sobrellevar un futuro incierto y vivir con ello, logrando un equilibrio entre el miedo y la aceptación.

A continuación, algunas sugerencias sobre cómo enfrentar un futuro incierto:

- separarse de la enfermedad;
- enfocarse en intereses diferentes al cáncer;
- desarrollar un estilo de vida que evite el estrés y promueva la paz interior; y
- continuar con controles médicos regulares.

Compartir el diagnóstico con otros

Después de ser diagnosticado con cáncer, hay que decidir si compartir esta información con otras personas o mantenerlo privado. Las personas pueden optar por mantener la información privada por miedo a la estigmatización, el rechazo o la discriminación. Algunos no quieren mostrar vulnerabilidad y debilidad o sentir que los demás les tienen lástima. Reconocidas o no, las personas enfermas, en especial aquellas con enfermedades potencialmente terminales, son menos competitivas en la sociedad y, a menudo, son discriminadas, ya sea con o sin intención. Algunos pueden llegar a temer que los amigos o conocidos sensibles se distancien, con el fin de protegerse de una pérdida inevitable o, simplemente, porque no saben qué decir o cómo comportarse.

Mantener el diagnóstico en privado puede generar aislamiento emocional y cargas a medida que el paciente enfrenta la nueva realidad sin apoyo. Algunos deciden compartir el diagnóstico solo con un número limitado de personas, para ahorrarles a otros el trauma emocional. Por supuesto, pedirles a las personas que mantengan esta información, a menudo devastadora, en privado les priva de recibir ayuda y su propio apoyo emocional.

Compartir la información con familiares y amigos puede ser difícil y es mejor contarlo de una manera que se adapte a las capacidades de afrontamiento de cada persona. Lo mejor es contarle a cada persona individualmente y permitirle hacer preguntas y expresar sus sentimientos, miedos y preocupaciones. Dar las noticias de una manera optimista, resaltando las posibilidades de mejoría, puede hacerlo más llevadero. Decirles a los niños pequeños puede ser un desafío y lo mejor es hacerlo de acuerdo a sus capacidades para procesar información.

Luego de la cirugía, en especial después de una laringectomía, ya no es posible esconder el diagnóstico. La mayoría de las personas no se arrepienten de haber compartido el diagnóstico con otros. Por lo general, descubren que sus amigos no los abandonan y reciben apoyo y ánimo que los ayuda durante tiempos difíciles. Al «*salir del closet*» y compartir su diagnóstico, los sobrevivientes están sentando el precedente de que no se sienten avergonzados o débiles debido a su enfermedad.

Los laringectomizados son un grupo pequeño entre los sobrevivientes de cáncer. No obstante, sus circunstancias son únicas, ya que su condición se hace evidente en su cuello y por su voz. No pueden esconder el hecho de que respiran por medio de su estoma y que hablan con voces débiles y, a veces, mecánicas. Aun así, su supervivencia es un testimonio de que es posible llevar una vida productiva y significativa, incluso después de haber sido diagnosticados con cáncer.

Cuidar a un ser querido con cáncer

Ser el cuidador de un ser querido con una enfermedad grave como el cáncer de cabeza y cuello es muy difícil y puede ser agotador física y emocionalmente. Puede ser extremadamente duro ver a la persona sufrir, especialmente si es poco lo que se puede hacer para revertir la enfermedad. No obstante, los cuidadores deben saber la importancia de lo que hacen incluso cuando el agradecimiento que reciban sea poco o nulo.

Los cuidadores a menudo temen la muerte potencial de su ser querido y la vida sin esa persona. Esto puede producir mucha ansiedad y depresión. Algunos lo sobrellevan negándose a aceptar el diagnóstico de cáncer y creen que la enfermedad de su ser querido es de naturaleza menos grave.

Los cuidadores a menudo sacrifican su propio bienestar y necesidades para adaptarse a los de la persona que cuidan. Con frecuencia tienen que calmar los temores de sus seres queridos y apoyarlos a pesar de ser a menudo objeto de desahogos de rabia, frustración y ansiedad. Estas frustraciones pueden ser exageradas en aquellos con cáncer de cabeza y cuello que a menudo tienen dificultades para expresarse verbalmente. Los cuidadores con frecuencia suprimen sus propios sentimientos y esconden sus propias emociones para evitar molestar a la persona enferma. Esto es muy agobiante y difícil.

Es útil para el paciente y sus cuidadores hablar abierta y honestamente y compartir sus sentimientos, preocupaciones y aspiraciones. Esto puede ser más demandante para aquellos con dificultades de habla. Acompañar al paciente a las citas médicas permite una mejor comunicación y facilita la toma de decisiones conjuntas.

Infortunadamente, el bienestar de los cuidadores es a menudo ignorado, ya que toda la atención se centra en la persona enferma. Sin embargo, es esencial no ignorar las necesidades del cuidador. Recibir apoyo emocional y físico de amigos, familiares, grupos de apoyo y profesionales de la salud mental puede ser de mucha ayuda para los cuidadores. La orientación profesional puede ser individual o en grupos de apoyo, o en común con otros miembros de la familia o el paciente. Los cuidadores deben encontrar tiempo para «*recargar*» sus baterías. Dedicar tiempo a sus propias necesidades puede ayudar a los cuidadores a seguir siendo una fuente de apoyo y fuerza para sus seres queridos. Existen organizaciones disponibles para ayudar mediante atención de relevo.

Fuentes de apoyo social y emocional

Enterarse de que se padece cáncer de laringe o cualquier cáncer de cabeza y cuello puede cambiar la vida de las personas y la vida de sus allegados. Estos cambios pueden ser difíciles de manejar. Es muy importante buscar ayuda para enfrentar mejor el impacto sicológico y social del diagnóstico.

La carga emocional incluye preocupaciones sobre el tratamiento y sus efectos secundarios, las estadías en el hospital, y el impacto económico de la enfermedad y cómo afrontar las cuentas médicas. Otras preocupaciones adicionales tienen que ver con cuidar su propia familia, conservar el trabajo y seguir con las actividades diarias.

Recurrir a otros grupos de apoyo de cáncer de cabeza y cuello, y laringectomizados puede ser de ayuda. Las visitas de otros sobrevivientes en el hospital y en el hogar pueden proporcionar apoyo y consejo, y pueden facilitar la recuperación. Otros laringectomizados y sobrevivientes de cáncer de cabeza y cuello a menudo pueden proporcionar orientación y ser ejemplo de una recuperación exitosa y de la capacidad de regresar a una vida plena y gratificante.

Algunas fuentes de apoyo:

- Los miembros del equipo de atención médica (médicos, enfermeras y fonoaudiólogos) pueden responder y aclarar preguntas sobre el tratamiento, el trabajo u otras actividades.

- Los trabajadores sociales, consejeros o miembros del clérigo pueden ser de ayuda cuando se quieren compartir los sentimientos o preocupaciones. Los trabajadores sociales pueden sugerir recursos para ayuda financiera, transporte, atención domiciliaria y apoyo emocional.

- Los grupos de apoyo para laringectomizados y otros individuos con cáncer de cabeza y cuello pueden compartir con los pacientes y sus familiares lo que han aprendido sobre afrontar el cáncer. Los grupos pueden ofrecer apoyo en persona, por teléfono o vía Internet. Los miembros del equipo de atención médica pueden ayudar a encontrar grupos de apoyo.

- La página web de la Asociación Internacional de Laringectomizados proporciona una lista de clubes locales de laringectomizados en Estados Unidos y otros países en *https://www.theial.com/*

En el Adendum (página 161) se encuentra una lista completa de posibles recursos y grupos de apoyo.

Algunos «*beneficios*» de ser laringectomizado

También hay unos pocos «*beneficios*» de ser laringectomizado, entre los que encontramos:

- No más ronquidos.
- Es una excusa para no usar corbata.
- No hay que aguantar olores desagradables o irritantes.
- Se sufren menos resfriados.
- Bajo riesgo de broncoaspiración.
- Más fácil ser intubado a través del estoma en caso de emergencia.

CAPÍTULO 16: Uso de tomografía computarizada, resonancia magnética y tomografía por emisión de positrones en el diagnóstico y seguimiento del cáncer

La exploración por tomografía computarizada (TAC), las imágenes por resonancia magnética (IRM) y la tomografía por emisión de positrones (TEP) son procedimientos médicos no invasivos de diagnóstico por imágenes que permiten la visualización de las estructuras internas del cuerpo. También se utilizan para detectar el cáncer y hacer el seguimiento de su progresión y respuesta al tratamiento.

La resonancia magnética se puede utilizar para el diagnóstico del cáncer, su clasificación y plan de tratamiento. El principal componente de la mayoría de sistemas de IRM es un imán cilíndrico o en forma de tubo grande. Mediante ondas de radiofrecuencia no ionizantes, poderosos imanes y un computador, esta tecnología produce imágenes transversales detalladas del interior del cuerpo. En algunos casos, se utiliza una substancia para realzar ciertas estructuras en el cuerpo "medio de contraste". Estos tintes o medios de contraste se pueden inyectar directamente en el torrente sanguíneo con una aguja y una jeringa o se pueden ingerir, dependiendo del área del cuerpo que se quiera estudiar. Con la resonancia magnética es posible distinguir entre tejido normal y tejido enfermo y localizar los tumores de manera precisa en el cuerpo. También es útil para detectar metástasis.

Además, la resonancia magnética proporciona mayor contraste entre diferentes tejidos blandos del cuerpo que la exploración por TAC. Así, es especialmente útil para imágenes del cerebro, la columna vertebral, el tejido conectivo, los músculos y el interior de los huesos. Para llevar a cabo el examen, el paciente se acuesta en un gran aparato que crea un campo magnético que alinea la magnetización de los núcleos atómicos en el cuerpo.

La resonancia magnética es indolora. Algunos pacientes reportan sentimientos de ansiedad ligera a severa o inquietud durante el examen. Se puede administrar un sedante suave antes del examen a pacientes claustrofóbicos o que encuentren difícil permanecer quietos durante largos periodos de tiempo. Las máquinas de resonancia magnética producen fuertes ruidos sordos, de golpeteo y zumbido. Usar tapones de oídos puede reducir el efecto del ruido.

La tomografía computarizada es un procedimiento de diagnóstico médico por imágenes que utiliza rayos X procesados por computador para generar imágenes tomográficas o «*cortes*» de áreas específicas del cuerpo del paciente. Estas imágenes transversales se utilizan para fines de diagnóstico y terapéuticos en muchas disciplinas médicas. Se utiliza procesamiento computarizado de geometría digital para generar una imagen en tres dimensiones del interior de un lugar u órgano en el cuerpo a partir de un gran número de imágenes de rayos X en dos dimensiones tomadas desde un solo eje de rotación. Se pueden usar tintes de contraste para iluminar ciertas estructuras en el cuerpo.

La tomografía por emisión de positrones es una prueba por imágenes de medicina nuclear que crea una imagen tridimensional de los procesos metabólicos funcionales en el cuerpo. Utiliza una sustancia radioactiva llamada «*marcador*» que se administra a través de una vena para buscar patologías en el cuerpo. El marcador viaja a través de la sangre y se acumula en los órganos y tejidos con gran actividad metabólica. Un simple examen PET puede representar de manera precisa la función celular de todo el cuerpo humano.

Ya que un examen PET detecta la actividad metabólica aumentada por cualquier causa (tales como cáncer, infección o inflamación), no es lo suficientemente específica y por tanto no puede diferenciar entre ellas. Esto puede llevar a interpretaciones erróneas de los resultados y puede crear incertidumbre que puede llevar a más exámenes, tal vez innecesarios. Además de la carga económica que esto puede acarrear, también puede generar ansiedad y frustración.

También es importante darse cuenta de que estas pruebas no son perfectas y pueden no detectar un tumor pequeño (menos de un centímetro). Un examen físico completo debe acompañar siempre cualquier escaneo.

La tomografía por emisión de positrones y la tomografía computarizada a menudo se realizan en la misma sesión y son llevadas a cabo por la misma máquina. Mientras que el examen PET muestra la función biológica del cuerpo, la exploración por TAC proporciona información con respecto a la ubicación de cualquier actividad metabólica aumentada. Al combinar estas dos tecnologías, un médico puede diagnosticar e identificar de manera más precisa si hay cáncer.

La recomendación general es realizar menos pruebas PET /TAC cuanto más tiempo haya pasado desde la cirugía para extirpar el cáncer. Generalmente, el examen PET /TAC se realiza cada tres a seis meses durante el primer año, luego cada seis meses durante el segundo y después cada año a lo largo de la vida. Sin embargo, estas recomendaciones no se basan en estudios y son simplemente la opinión o consenso entre los especialistas. Se llevan a cabo más pruebas si existe preocupación o hallazgos sospechosos. Sin embargo, al programar un examen PET o TAC, cualquier beneficio potencial que se logre con la información deberá ser sopesado con cualquier posible efecto perjudicial de la exposición a la radiación ionizada o los rayos X.

Algunas veces los médicos no necesitan un examen PET y solo piden una exploración por TAC del área en cuestión. Una tomografía así es más precisa en comparación con un examen PET /TAC combinado y también puede incluir la inyección de material de contraste para ayudar en el diagnóstico del problema.

En algunos casos la tomografía computarizada no es de ayuda, especialmente en aquellos casos de pacientes que se han sometido a muchos trabajos dentales, incluyendo empastes, coronas o implantes, que puedan interferir con la interpretación de los datos. No someterse a una tomografía computarizada le evita al paciente recibir una cantidad sustancial de radiación. En cambio, se puede realizar una resonancia magnética del área.

Al observar los resultados, los radiólogos comparan los nuevos con los viejos para determinar si ha habido algún cambio. Esto puede ser útil para determinar si hay una patología nueva.

CAPÍTULO 17: Atención urgente, reanimación cardiopulmonar (RCP) y atención del laringectomizado durante la anestesia

Respiración asistida para laringectomizados y otros pacientes que respiren por el cuello

Los laringectomizados y otros pacientes que respiran por el cuello tienen un alto riesgo de recibir cuidados intensivos inadecuados cuando experimentan dificultad para respirar o cuando necesitan reanimación cardiopulmonar (RCP). El personal de los servicios de urgencias y de emergencia médica a menudo no reconocen un paciente que respira por el cuello, no saben cómo administrar oxígeno de manera adecuada, y pueden erróneamente dar respiración boca a boca cuando debería ser boca a estoma. Esto puede llevar a consecuencias desastrosas, privando a la persona enferma del oxígeno que necesita para sobrevivir.

Una gran parte del personal médico no está familiarizado con la atención a los laringectomizados ya que la laringectomía es un procedimiento relativamente raro. En la actualidad, los tumores de la laringe son detectados y tratados de manera temprana. Generalmente solo se requiere una laringectomía total en el caso de tumores grandes o recurrentes luego de un tratamiento previo. En la actualidad solo unas sesenta mil personas han sido sometidas a este procedimiento en los Estados Unidos. Como resultado, los médicos de atención de urgencias tienen menos contacto que nunca con un laringectomizado.

Esta sección describe las necesidades especiales de los laringectomizados y otras personas que respiran por el cuello, explica los cambios anatómicos después de una laringectomía, describe cómo hablan los laringectomizados y cómo reconocerlos, explica cómo distinguir entre pacientes que respiran por el cuello total o parcialmente, y describe los procedimientos y equipos utilizados para dar respiración asistida a este tipo de pacientes.

Causas de dificultad respiratoria súbita en laringectomizados. La razón más común para realizar una laringectomía es un cáncer de cabeza y cuello. Muchos laringectomizados también sufren otros problemas médicos como resultado de su enfermedad maligna y su tratamiento, que a menudo incluye radioterapia, cirugía y quimioterapia. Los laringectomizados también tienen dificultades para hablar y por tanto deben usar diversos métodos para comunicarse.

La causa más común de dificultad respiratoria súbita en los laringectomizados es el bloqueo de las vías respiratorias debido a la aspiración de un cuerpo extraño o de un tapón de moco. Los laringectomizados también pueden sufrir de otras enfermedades incluyendo problemas cardíacos, pulmonares y vasculares que a menudo se relacionan con la edad.

Laringectomía total. La anatomía de los laringectomizados es diferente de la anatomía de quienes no se han sometido a este procedimiento. Después de una laringectomía total, el paciente respira a través de un estoma (un orificio en el cuello para la tráquea). Ya no existe una conexión entre la tráquea y la boca y la nariz. (Figura 1) Puede resultar difícil reconocer un laringectomizado, pues muchos cubren su estoma con cubiertas de espuma, corbatas u otras prendas. Muchos también utilizan un intercambiador de calor y humedad (HME) o un dispositivo manos libres sobre su estoma (véase Capítulo 9, páginas 66).

Métodos de comunicación utilizados por los laringectomizados. Los laringectomizados utilizan una variedad de métodos de comunicación (véase Capítulo 6, página 45), que incluyen la escritura, la articulación silenciosa, el lenguaje de señas y tres métodos de habla. Estos tres métodos son el habla esofágica, la prótesis de voz a través de una fístula traqueoesofágica y el habla mediante laringe electrónica (dispositivo de laringe artificial). Cada uno de estos métodos sustituye la vibración generada por las cuerdas vocales con otra fuente, mientras la formación de palabras es llevada a cabo por la lengua y los labios.

Diferenciación entre pacientes que respiran por el cuello parcial o totalmente. Es importante para el personal médico diferenciar un paciente que respira parcialmente por el cuello de uno que lo haga totalmente (laringectomizados), ya que el manejo para cada grupo es diferente. En los pacientes que respiran por el cuello, la tráquea no está conectada con las vías respiratorias superiores y toda la respiración se realiza a través del sitio de la traqueostomía. En cambio, aunque en los pacientes que respiran parcialmente por el cuello hay un sitio de traqueostomía, todavía existe una conexión entre la tráquea y las vías respiratorias superiores (Figura 5). Aunque los pacientes que respiran parcialmente por el cuello respiran principalmente a través de sus estomas, también pueden respirar a través de la boca y la nariz. El grado en el que estas personas pueden respirar a través de las vías respiratorias superiores es variable.

Muchos pacientes que respiran parcialmente por el cuello, lo hacen a través de un tubo de traqueostomía, que puede sobresalir del estoma y a menudo está sujeto al cuello. La incapacidad de reconocer a un paciente que respira parcialmente por el cuello puede llevar a un tratamiento inadecuado.

Paciente que respira parcialmente por el cuello (Ventilar por el estoma y ocluir nariz y boca)

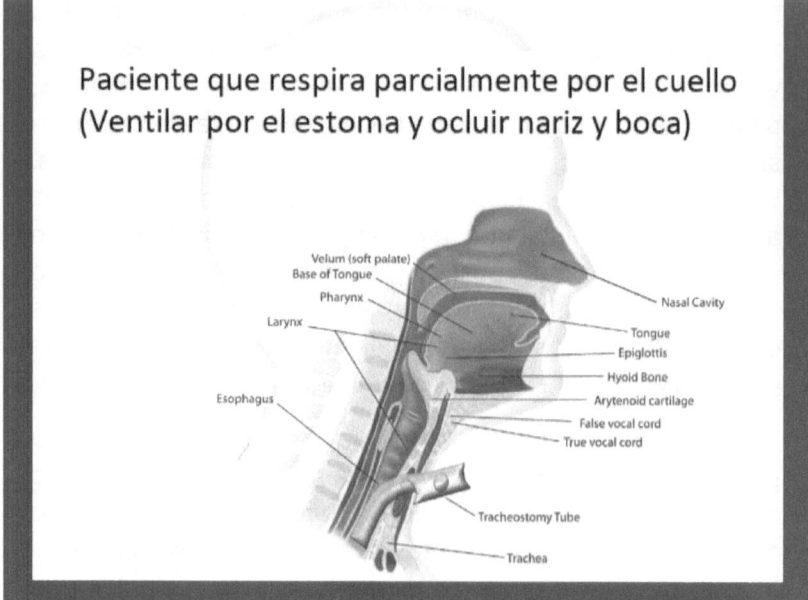

Figura 5: Anatomía de un paciente que respira parcialmente por el cuello

Prepararse para la respiración asistida. Los pasos para dar respiración asistida a un paciente que respira por el cuello son:

1. Determine la falta de respuesta del paciente.

2. Active los servicios médicos de emergencia.

3. Posicione a la persona elevando sus hombros.

4. Exponga el cuello y quite cualquier cosa que cubra el estoma, como filtros o tela, que pueda evitar el acceso a las vías respiratorias.

5. Asegure la vía respiratoria en el estoma y retire cualquier cosa que bloquee la vía respiratoria, como el filtro o (HME).

6. Limpie los mocos del estoma.

No es necesario retirar la cubierta del estoma a menos que bloquee las vías respiratorias. Las cánulas de traqueostomía o botones del estoma se pueden quitar cuidadosamente. La prótesis de voz no se debe quitar, a menos que bloquee las vías respiratorias, ya que generalmente no interfiere con la respiración o succión. Si la prótesis está desprendida se debe retirar y reemplazar con un catéter para evitar la aspiración y cierre de la fístula. Si hay una cánula de traqueostomía es probable que tenga que ser succionada después de poner de 2 a 5 cc de solución salina o retirada totalmente (tanto la parte exterior como la interior) para limpiar cualquier tapón de moco. El estoma se debe limpiar y succionar. El siguiente paso es revisar si se escucha la respiración sobre el estoma. Si la cánula de traqueostomía está bloqueada es posible que el pecho no se mueva .

Si se utiliza una cánula de traqueostomía para la reanimación, esta debe ser más corta que el habitual, de manera que pueda encajar en la longitud de la tráquea. Se debe tener cuidado al insertar la cánula para que no desprenda la prótesis de voz. Esto puede requerir el uso de una cánula de menor diámetro.

Si el paciente está respirando normalmente debe ser tratado como cualquier paciente inconsciente. Si se requiere administración prolongada de oxígeno, este debe ser humidificado.

El pulso de la arteria carótida en el cuello puede ser difícil de detectar ene algunos laringectomizados por la fibrosis posterior a la radioterapia. Si se utilizó tejido del brazo para un colgajo libre para reconstruir las vías respiratorias superiores, en algunos pacientes pueden no detectarse pulso en la arteria radial en uno de los brazos

Ventilación de pacientes que respiran totalmente por el cuello. La reanimación cardiopulmonar para los pacientes que respiran por el cuello es generalmente similar a la que se realiza en individuos normales con una excepción importante. A los pacientes que respiran por el cuello se les administra ventilación y oxígeno a través de su estoma. Esto se puede hacer mediante ventilación boca a estoma o utilizando una máscara de oxígeno (una máscara para bebés o niños pequeños o una máscara para adultos girada un 90 %) (Imágenes 4 y 5). Es inútil dar ventilación boca a boca.

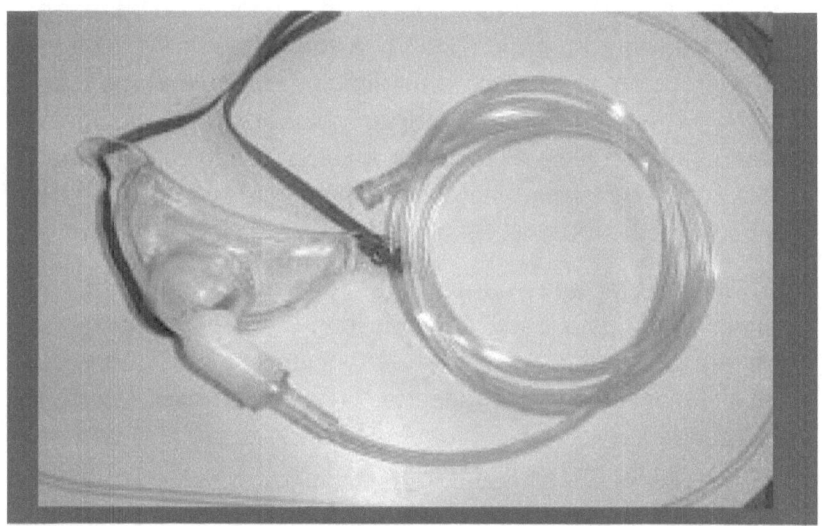

Imagen 4: Máscara de oxígeno

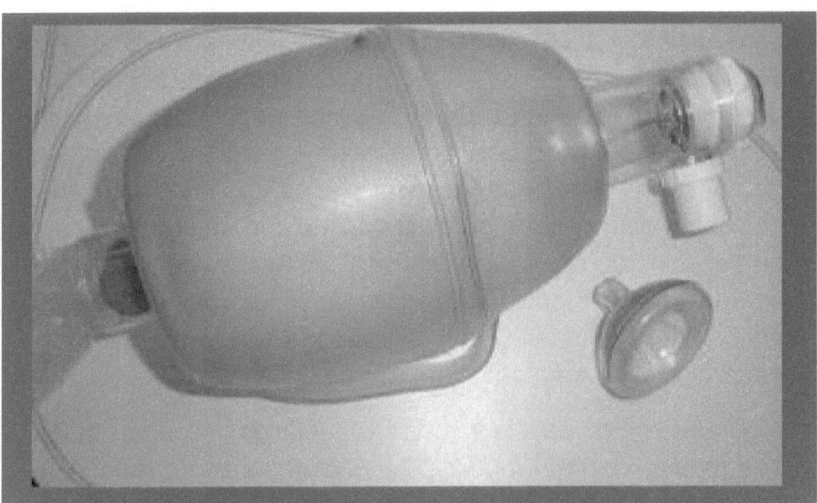

Imagen 5: Máscara de bolsa auto expandible para niños pequeños utilizada para respiración asistida

Ventilación para pacientes que respiran parcialmente por el cuello. Aunque los pacientes que respiran parcialmente por el cuello inhalan y exhalan principalmente a través de sus estomas, todavía tienen una conexión entre sus pulmones y la nariz y la boca. Por lo tanto, el aire puede escapar de su boca o nariz reduciendo así la eficacia de la ventilación. Aunque los pacientes que respiran parcialmente por el cuello también reciben ventilación a través de sus estomas, se debe mantener cerrada su boca y sellada la nariz para evitar que el aire escape. Esto se puede hacer tapando bien la boca y la nariz del paciente.

En conclusión: el personal de los servicios de urgencias y de atención médica de emergencia deben permanecer alerta para reconocer a aquellos pacientes que no respiran por la boca y la nariz. El conocimiento del personal de salud al respecto de esta condición puede variar. Muchos miembros del personal médico no están familiarizados con la atención a pacientes que respiran por el cuello, aunque esto se enseña en los cursos de RCP. Es esencial que el personal médico aprenda a identificar a los pacientes que respiran por el cuello y a diferenciar a quienes lo hacen parcialmente de aquellos que lo hacen totalmente. Se debe practicar periódicamente la administración adecuada de oxígeno y ventilación a través del estoma y detalles específicos de la RCP para los pacientes que respiran por el cuello. La comunidad médica y de servicios de emergencia debe mantener su conocimiento sobre el tratamiento adecuado para los pacientes que respiran por el cuello, de manera que se preste atención efectiva a estas personas en caso de urgencia.

Algunos problemas respiratorios específicos de los pacientes que respiran por el cuello incluyen los tapones de moco y la aspiración de cuerpos extraños. Aunque los pacientes que respiran parcialmente por el cuello inhalan y exhalan principalmente a través de sus estomas, todavía tienen una conexión entre sus pulmones y su nariz y boca. En cambio, tal conexión es inexistente en los pacientes que respiran totalmente por el cuello. Los pacientes que respiran por el cuello, tanto parcial como totalmente, deben ser ventilados a través del sitio de la traqueostomía. Sin embargo, en los pacientes que respiran por el cuello parcialmente se debe cerrar la boca y tapar la nariz para evitar que se escape el aire. Para ventilar a través del estoma se debe utilizar una máscara de bolsa auto expandible para bebés o niños pequeños.

Garantizar la atención adecuada y urgente para los pacientes que respiran por el cuello incluyendo los laringectomizados

Los pacientes que respiran por el cuello presentan un alto riesgo de recibir un tratamiento inadecuado cuando tienen dificultad para respirar y buscan atención médica de urgencia.

Los pacientes que respiran por el cuello pueden evitar este inconveniente siguiendo estas recomendaciones:

1. Usar un brazalete que los identifique como pacientes que respiran por el cuello.

2. Portar una lista que describa sus enfermedades, sus medicamentos, los nombres de sus doctores y su información de contacto.

3. Pegar una etiqueta adhesiva en la parte interna de la ventanilla del carro que los identifique como laringectomizados. Debe incluir información sobre la manera de prestarles atención médica en caso de emergencia.

4. Poner una nota en la puerta de su casa que los identifique como pacientes que respiran por el cuello.

5. Usar una laringe electrónica puede ser útil para facilitar la comunicación, incluso en caso de emergencia. Aquellos que usan una válvula traqueoesofágica para hablar tal vez no puedan hacerlo pues es posible que su (HME) deba ser retirada.

6. Informar a los servicios de respuesta de emergencia y servicios de urgencias, que son pacientes que respiran por el cuello y que tal vez no puedan hablar durante una emergencia.

7. Asegurarse de que el personal médico en el servicio de urgencias local puede reconocer y tratar a pacientes que respiran por el cuello.

Es responsabilidad del paciente laringectomizado estar alerta y aumentar el conocimiento del personal médico y de respuesta de emergencia en su área. Esta puede ser una labor continua, ya que el conocimiento del personal de salud puede variar y cambiar a lo largo del tiempo.

Video que explica los métodos necesarios para administrar asistencia respiratoria urgente a pacientes que respiran por el cuello:

http://www.youtube.com/watch?v=YE-n8cgI77Q

https://www.youtube.com/watch?time_continue=168&v=ZJq FEBvyfqI

Documento sobre reanimación cardiopulmonar en pacientes que respiran por el cuello.

http://www.webwhispers.org/library/documents/SpanishResc ueBreathing1-05.pdf

Los pacientes que respiran por el cuello pueden compartir esta presentación a quienes los atienden en caso de emergencia (urgencias y personal paramédico más cercanos).

Someterse a un procedimiento o cirugía como laringectomizado

Para los laringectomizados es complejo someterse a un procedimiento bajo sedación o a una cirugía con anestesia local o general (p. ej., una colonoscopia).

Desafortunadamente, la mayor parte del personal médico que atiende a un laringectomizado antes, durante y después de cirugía no están familiarizados con su anatomía particular, su manera de hablar y cómo manejar sus vías respiratorias durante y después del procedimiento o cirugía. Esto incluye enfermeras, técnicos sanitarios, cirujanos e incluso anestesiólogos.

Por tanto, los laringectomizados deben explicar sus necesidades y anatomía particulares con anterioridad a aquellos que lo atenderán. Resulta útil usar ilustraciones o imágenes explicativas. Aquellos pacientes con prótesis de voz deben permitir al anestesiólogo ver su estoma para que entienda cómo funciona y tenga en cuenta que no lo debe quitar. Es útil proporcionar al anestesiólogo el video que ilustra cómo ventilar a un paciente que respira por el cuello (disponible de manera gratuita contactando a Atos Medical Inc.) o proporcionarle el enlace en YouTube:

http://www.youtube.com/watch?v=YE-n8cgI77Q

El personal médico debe entender que una persona con laringectomía total no tiene conexión entre la orofaringe y la tráquea y por tanto la ventilación y succión de las vías respiratorias se debe realizar a través del estoma y no de la nariz o la boca.

Someterse a un procedimiento bajo sedación o a una cirugía con anestesia local o general es complejo para los laringectomizados, ya que hablar con una laringe electrónica o prótesis de voz generalmente no es posible. Esto se debe a que el estoma está cubierto por una máscara de oxígeno y las manos del paciente normalmente están sujetas. Sin embargo, las personas que usan voz esofágica se pueden comunicar durante el procedimiento o cirugía bajo anestesia local.

Es importante discutir los requisitos especiales con el equipo médico antes de la cirugía. Esto incluye repetirlo varias veces, primero a los cirujanos, luego al anestesiólogo en la evaluación prequirúrgica y finalmente el día de la cirugía al equipo de anestesia que ingresará a la sala de operación. Siempre que se vaya a someter a un procedimiento médico o cirugía con anestesia local es posible coordinar con el anestesiólogo la manera para notificarle si siente dolor o la necesidad de que le succionen. Las señales con las manos, mover la cabeza, leer los labios o los sonidos producidos mediante la voz esofágica rudimentaria pueden resultar útiles.

Seguir estas recomendaciones puede ayudar a los laringectomizados a recibir la atención adecuada.

Nuevas recomendaciones para reanimación cardiopulmonar (RCP)

Las nuevas directrices para RCP de la Asociación Estadounidense del Corazón (2010) requieren solo compresiones cardíacas; la respiración boca a boca ya no es necesaria. El principal propósito de las nuevas directrices es animar a más personas a proporcionar RCP. Muchas personas evitan la reanimación boca a boca porque se sienten inhibidos para respirar en la boca o nariz de otra persona. El ímpetu para las nuevas directrices es que es mejor usar solo el método de las compresiones que no hacer nada.

Video oficial que muestra la reanimación cardiopulmonar solo con las manos:

http://www.youtube.com/watch?v=zSgmledxFe8

Ya que los laringectomizados no pueden suministrar respiración boca a boca, las viejas directrices para RCP los excluían de proporcionar la parte respiratoria de la RCP. Puesto que las nuevas directrices no requieren respiración boca a boca, los laringectomizados también pueden proporcionar RCP. Sin embargo, cuando sea posible se debe utilizar el anterior método de RCP utilizando tanto la ventilación de las vías respiratorias como las compresiones cardíacas. Esto se debe a que el método de «solo compresiones» no puede mantener a alguien por un periodo largo de tiempo ya que no hay aireación de los pulmones.

Los laringectomizados que requieran RCP también pueden necesitar respiración asistida. Una de las causas comunes de problemas para respirar en los laringectomizados es la obstrucción de las vías respiratorias debido a un tapón de moco o un cuerpo extraño. Es indispensable retirarlos. La reanimación boca a estoma es importante y es relativamente más fácil de administrar que la respiración boca a boca.

Los laringectomizados que respiran a través de un HME y realicen RCP a una persona que necesite reanimación tal vez deban quitarse el intercambiador temporalmente. Esto permite a los laringectomizados inhalar más aire cuando apliquen hasta cien compresiones por minuto.

CAPÍTULO 18: Viajar como laringectomizado

Viajar como laringectomizado puede ser complejo. El viaje puede exponer al viajero a lugares poco familiares lejanos de su rutina y ambientes cómodos. Los laringectomizados pueden necesitar atención para su vía respiratoria en lugares poco conocidos. Viajar normalmente implica planear con anticipación. de manera que se tengan las provisiones disponibles durante el viaje. Es importante continuar con el cuidado de la vía respiratoria y otras situaciones médicas mientras se viaja.

Cuidado de las vías respiratorias cuando se viaja en una aerolínea comercial

Tomar un vuelo (especialmente uno largo) en una aerolínea comercial presenta muchos retos. Varios factores pueden llevar a una trombosis venosa profunda (TVP). Estos incluyen la deshidratación (debido a la baja humedad en el aire de la cabina a grandes altitudes), la presión de oxígeno más baja dentro del avión y la inmovilidad del pasajero. Estos factores, cuando se combinan, pueden causar un coágulo de sangre en las piernas que cuando se desprende, puede circular por el torrente sanguíneo y llegar a los pulmones, donde puede producir un embolismo pulmonar. Esta es una complicación grave y una emergencia médica.

Además, la baja humedad del aire puede resecar la tráquea y causar tapones de moco. Los auxiliares de vuelo en general no están familiarizados con los medios para proporcionar aire a un laringectomizado, es decir, dirigir el aire al estoma y no a la boca o la nariz.

Se pueden tomar estas medidas para evitar problemas potenciales:

- Beber por lo menos ocho onzas de agua por cada dos horas en el avión, incluyendo el tiempo en tierra.
- Evitar bebidas alcohólicas y con cafeína pues causan deshidratación.
- Usar ropa holgada.
- Evitar cruzar las piernas mientras se está sentado, ya que esto puede reducir el flujo de sangre a las piernas.
- Usar medias de compresión.
- Si se está en una categoría de mayor riesgo, preguntar al médico si debe tomar aspirina antes de volar para inhibir la formación de coágulos.
- Realizar ejercicios de piernas y ponerse de pie o caminar durante el vuelo cuando sea posible.
- Reservar un asiento de fila de salida, en el pasillo o de biombo, que ofrecen más espacio para las piernas.
- Comunicarse con los auxiliares de vuelo por escrito si el ruido durante el vuelo dificulta el habla.
- Poner solución salina en el estoma periódicamente durante el vuelo para mantener la tráquea húmeda.
- Guardar los suministros médicos, incluyendo el equipo de cuidado del estoma y una laringe electrónica (si se usa una) en un lugar accesible en el equipaje de mano (los equipos y suministros médicos son permitidos en la cabina, como pieza adicional de mano).

- Cubrir el estoma con un intercambiador de calor y humedad o un trapo húmedo para proporcionar humedad.

- Informar a las auxiliares de vuelo que se es laringectomizado.

Estas medidas hacen que el viaje en avión sea más fácil y seguro para los laringectomizados y otros pacientes que respiran por el cuello.

¿Qué elementos se deben llevar cuando se viaja?

Al viajar resulta práctico llevar todas las provisiones y medicamentos para el manejo de la vía respiratoria en una maleta especial. La maleta no se debe enviar en bodega y debe ser fácil acceder a ella. Algunos elementos para incluir en la maleta son:

- Un resumen de los medicamentos que se toman de forma habitual, los diagnósticos médicos, los nombres y datos de contacto de sus médicos, una referencia de un terapeuta del -lenguaje y las fórmulas de sus medicamentos.

- Copia de su seguro médico y dental.

- Una provisión de los medicamentos que toma.

- Pañuelos desechables.

- Pinzas, espejo, linterna (con baterías de repuesto).

- Monitor de presión arterial (para los hipertensos).

- Solución salina.

- Provisiones para poner el intercambiador de calor y humedad (alcohol, disolvente para retirar el adhesivo, protector de piel, pegamento).

- Una provisión de intercambiadores de calor y humedad, y filtros.

- Llevar una laringe electrónica (con batería de repuesto) puede ser útil en caso de no poder hablar, incluso para quienes usan prótesis de voz.

- Un amplificador de voz (de ser necesario, con baterías de repuesto o cargador de batería).

- Las personas que usan prótesis de voz también deben llevar los siguientes elementos:

- Un cepillo y dispositivo irrigador para el lavado de la prótesis vocal traqueoesofágica.

- Un intercambiador de calor y humedad (HME) extra manos libres y una prótesis de voz extra.

- Una sonda de Foley rojo (para ponerlo en la fístula de la prótesis de voz en caso de que se desprenda).

La cantidad de implementos depende de la duración del viaje. Puede ser útil llevar información de contacto de terapeutas del -lenguaje y médicos en el área a donde se viaja.

Preparación de un kit con la información y materiales necesarios

Los laringectomizados pueden necesitar de atención médica habitual o de emergencia en un hospital u otro establecimiento médico. Debido a su dificultad para comunicarse con el personal médico y proporcionar información, especialmente en situaciones de emergencia, es útil preparar una carpeta con esta información. Además, es útil llevar un kit con los elementos y provisiones necesarias para conservar la capacidad de comunicarse y de cuidar su estoma. El kit debe mantenerse en un lugar fácilmente accesible en caso de emergencia y debe contener lo siguiente:

- Un resumen actualizado de la historia médica y quirúrgica, alergias y diagnósticos.

- Una lista actualizada de los medicamentos que toma y los resultados de todos los procedimientos, exámenes radiológicos, exploraciones y pruebas de laboratorio. Se pueden guardar en un disco o memoria USB.

- Información y copia de seguro médico.

- Información (teléfono, correo electrónico, dirección) del médico, terapeuta del -lenguaje, familiares y amigos del laringectomizado.

- Una ilustración o dibujo de la vista lateral del cuello que explique la anatomía de las vías respiratorias superiores del laringectomizado y si es relevante, la ubicación de la prótesis de voz.

- Un bloc de notas y un lapicero.

- Una laringe electrónica con baterías de repuesto (incluso para quienes utilizan prótesis de voz).

- Una caja de pañuelos desechables.

- Una pequeña provisión de solución salina, intercambiador de calor y humedad (HME) y filtros, y lo necesario para ponerlos y quitarlos (p. ej., alcohol, disolvente para retirar el adhesivo, protector de piel, pegamento) y para limpiar la prótesis de voz (cepillo, dispositivo irrigador).

- Pinzas, espejo, linterna (con baterías de repuesto).

Contar con estos elementos al buscar atención habitual o de urgencia puede ser de suma importancia.

Adendum

Recursos útiles [en inglés]:

Información de la Sociedad Estadounidense del Cáncer sobre el cáncer de cabeza y cuello en: https://www.cancer.gov/espanol/tipos/cabeza-cuello

Sitio de apoyo a pacientes con cáncer en el Reino Unido sobre cáncer de cabeza y cuello en: https://www.macmillan.org.uk/information-and-support/larynx-cancer

Asociación Internacional de Pacientes Laringectomizados en: https://www.theial.com/

Fundación contra el cáncer oral en: http://oralcancerfoundation.org/

Fundación contra el cáncer de boca en: http://www.mouthcancerfoundation.org/

Apoyo para personas con cáncer oral y de cabeza y cuello en: http://www.spohnc.org/

Sitio que contiene enlaces útiles para laringectomizados y otros pacientes con cáncer de cabeza y cuello en: http://www.bestcancersites.com/laryngeal/

Alianza contra el Cáncer de Cabeza y Cuello en: http://www.headandneck.org/

Comunidad de Apoyo de la Alianza contra el Cáncer de Cabeza y Cuello en: http://www.inspire.com/groups/head-and-neck-cancer-alliance/

WebWhispers en: http://www.webwhispers.org/

My Voice: Sitio web informativo del médico Itzhak Brook en http://dribrook.blogspot.com/

Brook I. My Voice: A Physicians Personal Experience with Throat Cancer [Mi voz: la experiencia personal de un médico con cáncer de garganta]. Createspace, Charleston SC, 2009. ISBN:1-4392-6386-8
https://www.amazon.com/My-Voice-Physicians-Personal-Experience/dp/1439263868

Recursos útiles [en español]:

La pagina de Sebas. http://www.galeon.com/sjv/index.html

Aarón Ben Yusef. Crónica de los avatares de mis cánceres y sus secuelas. http://bitacora.mirollull.com/post/41669

Asociación Bizkaina de Laringectomizados. https://asbila.jimdo.com/

Asociación Palentina de laringectomizados
https://www.asolarinpa.es /

Asociación Regional Madrileña De Atención Y Rehabilitación De Laringectomizados. http://armarel.org/

Asociación Barcelonesa de Laringectomizados. http://asbalabcn.blogspot.com/

Laringectomizados.
https://almaleonor.wordpress.com/2012/08/26/laringectomizados/

ALLE (Asociación de Laringectomizados de León)

https://dialnet.unirioja.es/servlet/revista?codigo=24804

Asociación De Laringectomizados Del Uruguay (ALU).

http://www.rendircuentas.org/rendicion/asociacion-de-laringectomizados-del-uruguay-alu-2/

Laringectomizados. Crol Argentina.

http://www.laringectomizados.com.ar/index.html

Asociación De Laringectomizados Del Perú (ALAPE). *https://alapesblog.wordpress.com/*

Grupos de laringectomizados en Facebook:

Throat and Oral Cancer Survivors

Laryngectomy Support

Survivors of Head and Neck Cancer

Larynx laryngeal Cancer Information and Support

Support for People with Oral and Head and Neck Cancer (SPOHNC)

Asociación Navarra de Laringectomizados

Asociación Laringectomizados

Alape Laringectomizados

Laringectomizados de Murcia

LARINGECTOMIZADOS

Grupo Laringe

Cáncerca De Laringe

Cáncer de laringe - garganta

Lista de principales provedores médicos para laringectomizado:

Atos Medical: *http://www.atosmedical.us/*

Bruce Medical Supplies: *http://www.brucemedical.com/*

Fahl Medizintechnik: *http://www.fahl-medizintechnik.de/*

Griffin Laboratories: *http://www.griffinlab.com/*

InHealth Technologies: *http://store.inhealth.com/*

Lauder The Electrolarynx Company: *http://www.electrolarynx.com/*

Luminaud Inc.: *http://www.luminaud.com/*

Romet Electronic larynx: *http://www.romet.us/*

Ultravoice: *http://www.ultravoice.com/*

Sobre el autor

El Dr. Itzhak Brook es un médico especializado en pediatría y enfermedades infecciosas. Es profesor de Pediatría en la Universidad de Georgetown en Washington D.C. y sus áreas de experiencia son las infecciones anaerobias en cabeza y cuello incluyendo la sinusitis. Ha adelantado numerosas investigaciones sobre infecciones del tracto respiratorio e infecciones posteriores a la exposición a radiación ionizante. El Dr. Brook sirvió en la Marina estadounidense por 27 años. Es autor de seis libros de texto de medicina, 135 capítulos de libros médicos y más de 750 publicaciones científicas. Es editor de tres revistas especializadas y editor asociado de cuatro. El Dr. Brook es el autor de My Voice - a Physician's Personal Experience with Throat Cancer [Mi voz: la experiencia personal de un médico con cáncer de garganta] y de In the Sands of Sinai - a Physicians Account of the Yom-Kippur War [En las arenas del Sinaí: la historia de un médico en la guerra de Yom-Kippur]. Es miembro de la junta directiva de la Alianza contra el Cáncer de Cabeza y Cuello. El Dr. Brook recibió en 2012 el Premio a la Cátedra de Ética Médica J. Conley otorgado por la Academia Estadounidense de Otorrinolaringología-Cirugía de Cabeza y Cuello. Fue diagnosticado con cáncer de garganta en el año 2006.

Índice

abdomen, 51, 90
abdominal, 51
abertura, 61, 84
absorción de calcio, 94
abuso de sustancia, 129
accidente cerebrovascular, 32
acetaminofén, 105
acidez, 38, 92
acidez estomacal, 92
ácido, 24, 91, 92, 93, 121
ácido estomacal, 93
acidophilus, 86, 87
actividad del tracto digestivo, 109
actividad metabólica, 140, 141
acumulación, 40, 62, 72, 96, 98
acumulación anormal, 40
acumulación de moco, 62
acumulación de presión, 72
acupuntura, 27, 105
adhesivo, 47, 62, 63, 69, 70
adhesivo de silicona, 69, 70
adhesivo hidrocoloide, 63, 70
adhesivos hidrocoloides, 62
aerolínea comercial, 156
afección, 23, 26, 29, 31
afectación maxilar, 28
afrontamiento, 132, 134
agente, 35, 66, 85, 86
agente antibacteriano, 66
agente antifúngico, 85, 86
agente único, 35
agua, 23, 26, 27, 55, 56, 57, 58, 63, 64, 65, 66, 72, 81, 82, 83, 84, 85, 86, 109, 114, 121, 157
agua caliente, 81, 84
agua de piscina, 64
agua jabonosa, 65
aire, 45, 46, 47, 48, 50, 51, 52, 54, 55, 56, 57, 59, 60, 64, 65, 66, 67, 68, 70, 71, 72, 73, 75, 80, 82, 84, 88, 90, 91, 94, 103, 117, 122, 123, 149, 150, 155, 156
aire caliente, 56, 70
aire escape, 149
aire exhalado, 46, 47
aire frío, 56, 57, 59
aire frío y húmedo, 59
aire húmedo, 55
aire pulmonar, 46, 50, 75
aire seco, 55
aire tibio, 66
aireación, 154
aislamiento emocional, 134
alcohol, 9, 12, 22, 24, 62, 69, 72, 92, 118, 158, 160
alcohol de manera continua, 22
alérgenos, 57, 67
aleta, 75, 77
aleta libre, 77
aliento, 27, 38, 71, 107
alimentación oral, 102
alimento, 79, 83, 95
alimento puntiagudo, 95
almohada, 121
alteración, 23, 81, 88
altitudes, 56, 156
ambiente, 54, 58, 61, 82, 156
ambiente cómodo, 156
ambiente exterior, 61
amifostina, 27
amigo, 14, 18, 111, 113
amplificador de voz, 52, 73, 159
ampolla de suero fisiológico, 58
analgésicos, 24, 100, 105
analgésicos en pastilla, 105
anatomía, 6, 9, 74, 102, 144, 152, 160
anatomía cervical, 102
anatomía particular, 152
ancho de prótesis, 82
anemia, 26, 36, 38, 39, 122
anestesiólogo, 153

anestesiólogos, 152
angiografía, 32
ansiedad, 102, 112, 131, 135, 140, 141
antagonistas, 93
antebrazo, 20
antiácidos, 92, 93
antiácidos líquido, 93
antibacteriano, 84
anticipación de manera, 156
antiinflamatorios, 105
antimetabolitos, 38
antimicótica, 24
aparición de moretones, 37
apariencia, 12, 14, 17, 74, 132
apariencia física, 17, 74
aplicación de vendajes, 43
aplicación del fluoruro, 121
apósito protector, 62, 69
apoyo emocional, 18, 134, 136, 137
apoyo emocional y físico, 136
apoyo en persona, 137
apoyo social y emocional, 136
arandela, 79
ardor, 92, 105
área, 28, 29, 40, 42, 44, 62, 63, 64, 65, 69, 73, 94, 102, 120, 139, 142, 151, 159
área del cuerpo, 139
área del estoma, 65
área en cuestión, 142
área expuesta, 73
aritenoides, 8
arteria, 32, 33, 147
arteria radial, 147
articulación, 29, 41, 145
articulación silenciosa, 145
articulación temporomandibular, 29
asistencia de nutricionistas, 89
asistencia editorial, 4
asistencia respiratoria, 152

aspiración, 31, 65, 98, 144, 147, 150
aspiración de agua, 65
aspiración de papel delgado, 65
aspirina, 105, 157
atención, 5, 7, 14, 18, 74, 104, 111, 113, 127, 128, 136, 137, 143, 149, 150, 151, 154, 156, 159, 160
atención de apoyo, 14
atención de relevo, 136
atención de urgencia, 160
atención domiciliaria, 137
atención efectiva, 150
atención médica, 5, 7, 18, 74, 104, 111, 113, 149, 150, 151, 159
atención médica habitual, 159
atención médica profesional, 7
atención urgente, 74, 150
autólogo de grasa, 79
avena, 83
axila, 70
babeo, 41
babero, 64
bacteria, 87, 100, 117
bacteria anaeróbica, 100
bacteria del neumococo, 117
bacteria viable, 87
balón dilatador, 100, 102
bandana, 67
barbilla, 57, 64
bario, 98
barorreceptores, 32, 33
barotrauma, 122
base rígida, 62
batería, 158
bicarbonato, 23
bicarbonato de sodio, 23
biopsia, 11
biopsia tumoral, 11
bloqueo de mandíbula, 29, 88
bloqueo de nervio, 105

boca, 8, 23, 29, 36, 38, 41,
    45, 47, 49, 50, 54, 55, 60,
    74, 88, 90, 91, 96, 97, 99,
    103, 104, 106, 107, 119,
    120, 143, 144, 145, 148,
    149, 150, 153, 154, 155,
    156
boca del usuario, 49
bocados, 95, 97
bocados de comida, 97
bolos duro, 98
bomba de protones, 92, 93,
    94
botón de estoma, 47
botulínica, 101
brazalete, 151
brida esofágica, 79
broncoespasmo, 57
bucal, 23, 27, 29, 119
bufanda, 38, 44, 57
burbujeante, 94
cabecera, 93
cabello, 64, 77, 82, 108
cabello áspero, 108
cabeza, 13, 22, 25, 26, 29,
    30, 32, 33, 35, 42, 43,
    104, 106, 107, 118, 119,
    125, 131, 137, 153, 161,
    164
cafeína, 82, 157
caja de pañuelos
    desechables, 160
caja laríngea, 8, 45
caja torácica, 51
calcio, 66, 94
calidad de habla posible, 46
calor, 7, 44, 46, 55, 61, 66,
    68, 70, 73, 81, 158
calor excesivo, 81
cama, 93
cambio, 30, 59, 78, 79, 110,
    115, 142, 145, 150
cambios anatómicos, 144
cambios dietarios, 99
cáncer, 6, 7, 8, 9, 10, 11, 12,
    13, 16, 20, 21, 22, 24, 28,
    32, 35, 36, 40, 41, 44, 59,
    74, 78, 104, 105, 106,
    107, 114, 118, 125, 126,
    127, 129, 131, 132, 133,
    135, 136, 137, 139, 141,
    144, 161, 162, 164
cáncer de boca, 161
cáncer de cabeza, 6, 7, 21,
    22, 24, 35, 40, 41, 114,
    118, 125, 129, 131, 132,
    135, 136, 137, 144, 161
cáncer de colon, 107
cáncer de garganta, 162, 164
cáncer de hipofaringe, 8
cáncer de laringe, 6, 8, 9, 10,
    12, 16, 106, 107, 118,
    136
cáncer de laringe temprano,
    12
cáncer de nasofaringe, 28
cáncer de orofaringe, 9
cáncer de pulmón, 59, 131
cáncer oral, 161
cáncer reincidente, 104
cánceres supraglóticos, 10
cantidad de ácido, 93
cantidad de agua, 63, 64, 83
cantidad de bacterias, 64, 84
cantidad de implementos,
    159
cantidad de oxígeno, 122
cantidad de radioterapia, 22
cantidad de tratamiento, 21
capacidad, 13, 14, 17, 52, 60,
    67, 68, 72, 76, 88, 108,
    122, 133, 137, 159
capacidad del paciente, 13
capacidad pulmonar, 52, 60,
    67, 68
capítulo, 88, 95
carbohidratos, 89
carcasa, 61, 62, 63, 64, 66,
    69, 70, 71, 72
carcasa adhesiva, 61
carcasa vieja, 61
carcinomas epidermoides, 9
cardiólogo, 18
cargador de batería, 159
cartílago cricoides, 96
casete, 71

caso de cirugía, 29
caso de emergencia, 138, 151, 152, 159
caso de laringectomizados, 109
caso de paciente, 110
catéter, 77, 79, 91, 147, 159
catéter rojo, 77
causa, 40, 63, 78, 79, 82, 84, 85, 92, 96, 99, 100, 101, 122, 141, 144
causa común, 101
causa de fuga, 78
cavidad, 38, 42, 61, 132
cavidad corporal, 61
cavidad oral, 38, 42, 132
cc de solución salina, 147
célula, 127
células cancerosas, 12, 21, 36
células inmunológicas, 40
células malignas, 8
cepillar, 80, 86, 120
cepillo, 81, 83, 84, 86, 120, 159, 160
cepillo de cerdas suaves, 120
cerdas, 84
chaqueta, 57
chequeos, 115
chequeos regulares, 115
cicatrización, 24, 30, 40, 79
cicatrización del tejido, 79
ciclo de quimioterapia, 37
ciclo de radioterapia, 21
ciclo menstrual, 109
cierre, 46, 61, 75, 77, 82, 85, 99, 102, 147
cierre completo, 82, 85
cierre quirúrgico, 99
circulación sanguínea colateral, 28
cirugía, 5, 11, 12, 14, 16, 17, 18, 19, 20, 24, 29, 30, 32, 36, 40, 44, 46, 80, 88, 95, 96, 99, 100, 101, 102, 104, 105, 111, 115, 120, 121, 130, 134, 141, 144, 152, 153

cirugía de cabeza, 5, 20, 29, 121
cirugía dental, 29, 120
cirugía láser, 16
cirugía toma, 16
cirujano, 13, 16, 18, 44, 46
cirujano reconstructivo, 13
cisplatino, 39
citorreducción, 42
clorhexidina, 66
cloruro, 64, 66
cloruro de sodio, 66
club local, 130
cm, 25, 55, 93
cm^3 de solución salina, 55
coagulación sanguínea, 37
coágulo, 156
coágulo de sangre, 156
cobertura del estoma, 64
coctel, 24
colágeno, 79
colgajo, 20, 82, 88, 94, 99, 147
colgajo libre, 82, 99, 147
colgajos de piel, 122
colocación, 33, 62
colonización, 77, 85, 89
colonización de hongo, 85, 89
color, 55, 58, 80
color del moco, 55
color rojo brillante, 58
combinación de radioterapia, 12
combinación de tratamiento, 12
comida, 25, 41, 80, 81, 83, 86, 88, 90, 91, 93, 94, 95, 96, 97, 98, 99, 119, 120, 121, 126
comida del estómago, 91
comida sólida, 98
complicación, 27, 28, 40, 102, 120, 156
complicación común, 40
complicación grave, 156
compresión, 42, 43, 157
compresiones, 154, 155

compresiones cardíacas, 154
computador, 17, 51, 139, 140
comunidad médica, 112, 150
concentración sérica, 110
condición del paciente, 110, 113, 115
condición médica, 33, 123
conexión, 30, 102, 116, 127, 144, 145, 149, 150, 153
conexión anormal, 30, 102
confianza del paciente, 111
conocimiento del personal médico, 151
consejero de salud mental, 13, 18
conservación de energía, 27, 39
consistencia del moco, 54
constricción, 99, 100
constricción del esófago, 99
constricciones, 101
contenido de grasa, 25, 109
contracción, 57, 79, 94, 96
contracción del músculo liso, 57
contracción espontánea, 79
contraste, 102, 139, 140, 142
control de seguimiento, 110
copa del dispositivo, 50
corbata, 138
correo de voz, 17
corte lateral, 31
crecimiento de hongo, 75, 84, 85, 87
crecimiento de levadura, 81
cricofaríngeo, 91
cronograma, 21
cuarto de pastilla, 86
cucharadita de bicarbonato, 120
cuello, 5, 6, 7, 10, 11, 13, 16, 17, 20, 21, 22, 24, 27, 29, 30, 31, 32, 33, 35, 40, 41, 42, 43, 44, 49, 52, 56, 57, 59, 61, 65, 73, 74, 91, 104, 106, 107, 114, 115, 117, 118, 119, 121, 125, 129, 131, 135, 136, 137, 143, 144, 145, 146, 147, 149, 150, 151, 152, 153, 158, 160, 161, 164
cuello parcial, 145, 150
cuello por intervalo, 43
cuello total, 144
cuerpo, 9, 10, 11, 12, 16, 26, 35, 40, 42, 54, 57, 93, 115, 117, 121, 122, 127, 139, 140, 141, 144, 155
cuerpo del paciente, 140
cuerpo extraño, 10, 144, 155
cuidado, 6, 23, 29, 54, 57, 70, 72, 75, 81, 95, 107, 112, 114, 119, 120, 123, 147, 156, 157
cuidador, 125, 135, 136
cuidadores, 7, 105, 112, 113, 135, 136
cultivo bacteriano, 63
cultivo de hongo, 85
cura, 63, 127, 128
cura definitiva, 127
cura final, 128
curso de terapia, 19
daño, 22, 24, 27, 32, 33, 37, 63, 92, 95, 105, 122
daño orgánico, 122
daños intestinales, 87
debilidad muscular, 17, 101
debilidad muscular general, 101
defensor del paciente, 14, 18, 113
deficiencia nutricional, 24
déficit de habla, 29
deglución, 7, 22, 29, 30, 36, 38, 41, 88, 95, 98, 101
deglución dolorosa, 22
dental, 28, 114, 119, 120, 158
dentista, 13, 115, 119
depresión, 26, 39, 41, 125, 126, 127, 128, 129, 130, 131, 132, 135
depresión progresiva, 129
depresión severa, 131
desaparición del pelo, 108

desarrollo de fibrosis, 42
desarrollo de
  osteorradionecrosis, 28
desbridamiento, 28
descanso, 26, 27, 35, 39
desenlace del paciente, 22
deshidratación, 24, 25, 26,
  38, 156, 157
desmotivación, 131, 132
desorden afectivo, 131
detección en etapa
  temprana, 106
diafragma, 51
diagnóstico, 11, 19, 104, 115,
  125, 128, 131, 133, 134,
  135, 136, 139, 140, 142
diagnóstico de cáncer, 131,
  135
diagnóstico inicial, 115
diagnóstico médico, 19
diámetro, 79, 80, 100, 147
diarrea, 36, 104
diente, 28, 29, 120
dieta, 24, 30, 38, 89
dieta baja, 89
dietista, 13, 89
dificultad, 10, 22, 27, 30, 38,
  88, 92, 96, 98, 106, 108,
  132, 143, 159
dilatación, 78, 97, 99, 100
dilatación del esófago, 97,
  100
dilatación del esófago
  estrecho, 100
dilataciones, 100
dilatador, 100
disección, 20, 57
disección radical, 20
diseminación del cáncer, 13
disfagia, 22, 38, 95, 96, 98
disfunción, 30, 31, 96
disfunción autonómica, 32
disfunción cricofaríngea, 96
disfunción del sistema
  nervioso, 31
disgeusia, 27

disminución, 26, 32, 37, 38,
  39, 88, 96, 108, 109, 127,
  128
disminución anormal, 32
disminución del ritmo
  cardíaco, 108
dismovilidad, 96
disnea súbita e inexplicable,
  58
dispositivo, 16, 30, 33, 50,
  63, 64, 65, 66, 71, 75, 76,
  77, 79, 80, 81, 84, 117,
  144, 145, 159, 160
dispositivo adicional, 77
dispositivo comercial, 64
dispositivo de caucho, 50
dispositivo de laringe
  artificial, 145
dispositivo de manos libres,
  72
dispositivo dinámico, 30
dispositivo intraluminal, 66
dispositivo irrigador, 81, 84,
  159, 160
distorsión del gusto, 27
diuréticos, 42
divertículo, 96
divertículos esofágicos, 101
doctor, 15, 19
dolor, 10, 14, 17, 20, 22, 23,
  24, 26, 27, 32, 33, 38, 39,
  41, 59, 92, 100, 104, 105,
  106, 107, 119, 131, 132,
  153
dolor adicional, 20
dolor crónico, 20
dolor de cabeza, 33
dolor de cuello, 106
dolor de lengua, 23
dolor de oído, 10
dolor del cáncer, 105
dolor leve, 23
dolor orofacial, 22, 24
dolor severo, 132
dosis, 21, 23, 29, 31, 32, 37,
  87, 110, 120
dosis alta, 29
dosis de quimioterapia, 37

dosis de radiación, 29, 120
dosis de tiroxina, 110
dosis total, 21, 23
drenaje, 40, 42, 63
drenaje de color verde, 63
drenaje linfático, 42
drenaje linfático manual, 42
ducha, 56, 63, 64, 65
ducha caliente, 56
edema, 31, 32, 41, 42, 44
efectividad, 11, 12, 26, 66, 118
efectividad del tratamiento, 11, 12, 118
efecto, 37, 57, 68, 86, 93, 127, 140, 141
efecto del ruido, 140
efecto irritante, 57
eficacia de limpieza, 64
eje de rotación, 140
electrolaringe, 17, 41, 49, 50, 153, 157, 158, 160
electrolitos, 26
eliminación del adhesivo, 62
embolia pulmonar, 156
embolismo arterial, 122, 124
emergencia, 58, 65, 74, 146, 149, 151, 156, 159
emergencia médica, 58, 156
empastes, 142
encendedores, 123
encía, 119
endarterectomía, 33
endodoncia, 28
endoscopio, 11, 115
enfermedad, 11, 91, 92, 100, 114, 115, 116, 126, 127, 128, 131, 132, 133, 134, 135, 136
enfermedad de parálisis muscular, 101
enfermedad de reflujo gastroesofágico, 92
enfermedad del reflujo gastroesofágico, 91
enfermedad devastadora, 127

enfermedad grave, 126, 127, 135
enfermedades dentales, 28, 120
enfermero, 13
engrosamiento, 106
enojo, 112, 128
entumecimiento, 27, 36, 40, 44, 57, 106
envenenamiento, 122, 123, 124
envenenamiento por monóxido, 122, 123
envenenamiento severo, 124
epiglotis, 8
episodio, 97
episodio de obstrucción, 97
equipo, 13, 14, 123, 137, 153, 157
equipo de atención médica, 137
equipo de especialista, 13
equipo médico, 13, 14, 153
erosión dental, 121
error, 6, 69, 111
erupción, 63
escaneo, 141
escáneres, 132
esfínter esofágico, 91
esfínter esofágico superior, 91
esfínteres, 91
esfuerzo respiratorio, 59, 81
esófago, 12, 29, 46, 47, 48, 75, 78, 79, 80, 81, 90, 91, 92, 94, 95, 96, 97, 98, 99, 100
esófago cervical, 98
esofagogastroduodenoscopio, 102
esomeprazol, 94
espasmo, 101
espasmo faringoesofágico, 101
espasmos, 101
especialista, 18, 19, 20, 42, 43, 76, 105
espejo, 11, 115, 158, 160

espejo pequeño, 11, 115
espuma, 62, 65, 66, 144
esputo, 59, 65, 106, 116
esputo hemoptoico, 59
establecimiento médico, 159
estadía, 112
estadías hospitalarias, 111
estado de salud primario, 129
estado hormonal, 110
estado nutricional pobre, 96
estenosis, 29, 30, 31, 32, 78, 100
estenosis del esófago, 100
estenosis orofaríngea parcial, 30
esteroides, 85
estigma social, 126
estimulantes salivales, 27
estoma, 7, 46, 47, 50, 52, 54, 55, 56, 57, 58, 59, 61, 62, 63, 64, 65, 66, 67, 69, 71, 72, 73, 74, 114, 115, 117, 135, 138, 143, 144, 145, 146, 147, 148, 150, 153, 155, 156, 157, 159
estoma del agua, 63
estoma simple, 67
estoma traqueal, 46, 55
estomacal, 92, 121
estómago, 12, 20, 25, 88, 89, 90, 91, 92, 93, 96, 99, 109, 131
estómago vacío, 109
estomas, 145, 149, 150
estomatitis, 38
estrechamiento, 32, 78, 88, 99, 101
estrechamiento del esófago, 88, 99
estreñimiento, 109
etapa, 11, 12, 13, 14, 128
etapa del cáncer, 11
etapa del tumor, 14
etiqueta adhesiva, 151
evaluación endoscópica superior, 98

evaluación prequirúrgica, 153
evaporativos, 56
examen, 10, 11, 115, 116, 119, 133, 139, 140, 141, 142
examen endoscópico, 11
examen físico, 133, 141
examen físico completo, 141
examen oral minucioso, 119
exhalación, 67, 71, 91
exhalación fuerte, 91
expansión cuidadosa, 102
experiencia personal, 162, 164
experto en otorrinolaringología, 5
explicación tácita, 74
exploración, 98, 139, 141, 142
exploración por tomografía, 139
exploración radiológica dinámica, 98
exposición del sitio, 74
exposición previa, 29
extensión directa, 9
extracción, 28, 29, 73, 79, 108, 120
extracción de diente, 28
extracción parcial, 108
extracción rápida, 73
extracción temporal, 79
fabricante, 81, 83
factor, 22, 102, 118
factor de riesgo, 22, 102, 118
factor de riesgo importante, 22
factor de riesgo significativo, 118
falla, 77
falta de peristalsis, 88
falta de sueño, 26, 39
familia, 14, 18, 111, 112, 113, 126, 128, 129, 130, 136
familiar, 111, 113
faringe, 8, 29, 30, 41, 46, 75, 94, 96, 102, 132

faringe inferior, 75
faríngea, 102
fatiga, 26, 27, 36, 39, 108
fatiga general, 36
fentanilo, 105
feocromocitoma, 34
fibrosis, 27, 29, 30, 31, 32, 40, 41, 43, 88, 100, 101, 102, 147
fibrosis compresiva externa, 31
fibrosis de cuello, 32
fibrosis posradiación, 102
fibrosis posterior, 30, 147
filtración, 68
filtro, 7, 46, 55, 67, 71, 73, 146
filtro de aire, 71
filtro de espuma, 55, 73
filtro electrostático, 67
filtro intercambiador, 7, 46
filtro laryngofoam, 67
fisioterapia, 30, 44, 105
fístula, 30, 32, 80, 102, 147
fístula faringocutánea, 102
flujo, 59, 60, 64, 66, 70, 73, 79, 103, 119, 120, 157
flujo activo, 103
flujo de agua, 64
flujo de aire, 66, 70, 73, 103
flujo de sangre, 157
flujo del aire, 59, 60, 79
flujo sanguíneo, 119, 120
fluorouracilo, 39
fluoruro, 119, 120, 121
fluoruro especial, 119
folículos pilosos, 36
forma conservadora, 28
forma de habla, 45
forma de pitillo, 17
forma de quimioterapia adyuvante, 35
forma de reloj, 99
forma de tubo grande, 139
forma del cuello, 69
forma regular, 107, 120
formación de coágulo, 157
formación de fístula, 27

formación de palabras, 145
fórmula médica, 85
fosas nasales, 68
fóvea, 41
fractura patológica, 27
frío, 44, 56, 57
frustración, 41, 112, 135, 141
fuente, 28, 45, 64, 105, 122, 125, 130, 136, 145
fuente artificial, 45
fuente de apoyo, 125, 136
fuente de ignición, 122
fuente de infección, 28
fuente del dolor, 105
fuerza conductora, 129, 130
fuga, 72, 75, 76, 77, 78, 79, 80, 82, 83, 102
fuga continua, 77
fuga crónica, 78
fuga de aire, 72
fuga de saliva, 102
función biológica, 141
función celular, 140
función del tejido, 122
función pulmonar, 108
funcionamiento anormal, 96
futuro incierto, 128, 132, 133
gabapentina, 24
ganglios linfáticos, 9, 10, 11, 16, 40
ganglios linfáticos metastáticos palpables, 10
garganta, 8, 10, 11, 13, 16, 17, 31, 36, 45, 49, 68, 80, 90, 91, 92, 97, 106, 107, 115, 117, 165
garganta estrecha, 80
gárgaras, 23, 119
gaseoso, 122, 124
gasto cardíaco, 33
gastroenterólogo, 98, 100, 102
gastrostomía, 24
geometría digital, 140
glándula, 108
glándulas linfáticas, 44, 107
glotis, 8, 10

golpeteo, 140
gorro, 38
grabación, 17
gravedad, 22, 23, 42, 94, 99
gripe, 116
gripe por pulverización nasal, 116
guía, 5, 7, 17, 44
guía de masaje, 44
gusto, 23
habla, 7, 18, 29, 41, 45, 47, 49, 50, 52, 60, 72, 90, 101, 114, 130, 136, 137, 145
habla diafragmática, 60
habla esofágica, 48, 52, 145, 153
habla esofágica rudimentaria, 153
habla esofágica y traqueoesofágica, 52
habla funcional, 46
habla traqueoesofágica, 46, 52, 101
herida, 122
hernia, 91
hernia hiatal, 91
herpes, 24
herramienta preventiva importante, 115
hidromorfona, 105
hígado, 9, 107
higiene oral meticulosa, 24
higrómetro, 56
hilo dental, 120
hinchazón, 30, 69, 80, 95, 97, 99, 106, 108, 109
hinchazón local, 97
hinchazón posquirúrgica, 69
hioides, 96
hipertensión, 32, 33, 104, 107, 108
hipertensión lábil, 33
hipertensión permanente, 32
hipertensos, 158
hipertonía del músculo, 101
hipertonía del músculo constrictor, 101

hipertonicidad, 101
hipertrofia prostática, 27
hipofaringe, 8, 9
hipotensión ortostática, 32
hipotiroidismo, 26, 27, 31, 39, 78, 104, 108, 109, 110, 129
histamina, 93
historia médica y quirúrgica, 159
hormona, 108, 109, 110
hospital, 20, 58, 111, 112, 136, 137, 159
hospital cercano, 20
hospitalización, 15, 123
hueso, 28, 119, 122
hueso maxilar, 119
humedad, 7, 46, 54, 55, 56, 58, 61, 66, 67, 73, 84, 117, 144, 156, 157, 158, 160
humedad del aire, 54, 156
humedad del hogar, 55
humidificación, 55, 68
humidificación del aire, 55
humidificador, 56, 84
imagen, 132, 140
imagen por resonancia magnética, 132
imagen tridimensional, 140
imán, 12, 139
imán cilíndrico, 139
incapacidad, 29, 41, 78, 102, 145
incidencia, 23, 31, 95, 111, 131, 132
incidencia de depresión, 132
incidencia de dificultad, 95
incremento de peso, 108
indicación principal, 74
individuo, 36, 60, 74, 75, 76
infección, 11, 24, 27, 37, 63, 122, 141
infección local, 27
inflamación, 17, 22, 24, 40, 41, 42, 44, 50, 119, 141
inflamación del cuello, 17, 50
inflamación del tejido, 40

inflamación externa y visible, 41
inflamación gingival, 119
inflamación interna, 41
inflamación permanente, 42
influencia devastadora, 132
influenza, 115, 116, 117
información de contacto, 151, 159
ingesta, 24, 26, 39, 102
ingesta de alimento, 23, 24, 26, 39
ingesta de azul, 102
ingestión, 88, 97, 98
ingestión de bario, 98
ingestión oral, 97
inhalación, 63, 64, 67, 68, 72
inhalación de aire, 64, 72
inhalatoria, 116
inhibidores, 92, 93, 94
inserción, 76, 77, 78, 79, 82
insomnio, 26, 39
instrumentación, 48
instrumento láser, 43
interacción social, 6, 125
intercambiador, 66, 84, 117, 144, 157, 158, 160
intercambiador de calor, 66, 84, 117, 144, 157, 158, 160
intercambiadores, 61
intercambiadores de calor, 61
intercambio de aire, 60
interés en pasatiempos, 126
interior del cuerpo, 139
interior del dispositivo, 81
internista, 107, 114, 115
invierno, 56, 58
inyección, 79, 101, 102, 116, 142
inyección de dosis, 101
inyección de gel, 79
inyección de gripe, 116
inyección de material, 142
inyección percutánea, 102
inyección percutáneamente, 102
inyectable, 116

irrigación del estoma, 114
irrigador, 84
irritabilidad, 89
irritación, 55, 58, 63, 67, 92
irritantes, 22, 57, 138
jabón, 65, 69, 70, 72, 84
kinesiotape, 42
kit, 116, 159
kits de diagnóstico, 116
lado del esófago, 46
lado del estoma, 102
lado plástico, 64
lanzoprazol, 94
lapicero, 160
largo del faringoesófago, 99
laringe, 8, 9, 10, 11, 12, 16, 41, 45, 49, 50, 91, 99, 132, 143, 145
laringe artificial, 49, 50
laringe artificial neumática, 50
laringe electrónica, 145
laringectomía, 6, 7, 8, 9, 16, 18, 20, 45, 46, 47, 48, 50, 54, 55, 56, 57, 59, 61, 66, 68, 73, 74, 88, 91, 94, 95, 96, 99, 100, 101, 102, 103, 108, 121, 127, 129, 134, 143, 144, 153
laringectomía parcial, 121
laringectomía regular, 103
laringectomía total, 6, 45, 46, 47, 96, 143, 144, 153
laringectomizado, 6, 7, 45, 47, 48, 52, 58, 67, 74, 76, 79, 89, 90, 95, 117, 127, 128, 138, 144, 152, 156, 157, 160
laringectomizados, 6, 7, 9, 30, 32, 45, 46, 50, 52, 53, 54, 59, 60, 64, 66, 68, 72, 73, 74, 80, 88, 90, 91, 92, 94, 95, 96, 101, 103, 104, 114, 115, 116, 117, 119, 125, 126, 129, 130, 135, 137, 143, 144, 145, 147, 150, 151, 152, 153, 154,

155, 156, 158, 159, 161, 163
laringoscopio, 11
láser, 16, 30, 43
láser externo, 30, 43
lavamanos, 90
lengua, 23, 45, 47, 85, 86, 96, 103, 106, 109, 120, 145
lengua de señas, 145
lenguaje, 7, 13, 18, 46, 47, 48, 69, 70, 72, 75, 80, 89, 95, 130
lengüeta, 50
lesión, 27, 58, 63, 122, 132
lesión por aplastamiento, 122
levadura, 81, 82
levotiroxina, 109
limpiador de piel, 117
limpieza, 28, 61, 63, 66, 72, 73, 81, 83, 120
limpieza adecuada, 81
limpieza del aire, 61, 66
limpieza del área, 72
limpieza del estoma, 63
limpieza dental, 120
limpieza regular, 28, 120
lineamientos actuales pertinentes, 118
linfedema, 27, 30, 31, 40, 41, 42, 43, 44, 104
linfedema de cabeza, 41
linterna, 158, 160
liposucción, 42
longitud, 78, 80, 147
lumen, 77
lumen interno, 81
luminaud, 164
magnetización, 140
malestar, 30, 33, 37, 41
malestar emocional, 33
maleta, 158
mandíbula, 27, 28, 29, 41, 101, 103, 121
mandíbula inferior, 121
mandibular, 119
manejo, 16, 20, 21, 24, 25, 27, 34, 80, 145, 158

manejo adecuado, 21
manejo del dolor, 16, 20, 24
manera, 8, 13, 32, 35, 51, 65, 71, 72, 76, 77, 78, 82, 111, 116, 122, 124, 128, 131, 132, 134, 139, 140, 141, 143, 147, 150, 151, 152, 153
manera accidental, 76
manera intravenosa, 35
manera temprana, 32, 143
mango largo, 11, 115
mano, 71, 82, 90, 157
manometría esofágica, 98
manos libres, 47, 70, 71, 72, 144, 159
máquina, 17, 44, 57, 58, 91, 141
máquina contestadora, 17
máquina de succión, 57, 58, 91
masaje, 42, 102
masaje ligero, 42
máscara, 123, 148, 150, 153
máscara de bolsa autoexpandible, 150
máscara de oxígeno, 148, 153
mastica, 94, 95
masticación, 29, 38, 88
masticar, 25, 27, 95, 96, 97, 99, 106
material de contraste, 11
material extraño, 65
maxilar, 28
mayoría, 6, 8, 17, 19, 20, 22, 23, 27, 30, 35, 44, 45, 73, 90, 91, 93, 95, 106, 108, 115, 128, 131, 133, 134, 139
mayoría de cáncer, 8
mayoría de comunidad, 44
mayoría de laringectomizados, 6, 45, 90, 108
mayoría de médico, 19
mayoría de paciente, 35, 106
mayoría de sistema, 139

medicación, 93, 105, 121, 129
medicación oral, 105
medicación reductora, 121
medicamento, 39, 109
médico, 6, 11, 14, 18, 19, 20, 37, 47, 55, 59, 63, 74, 87, 93, 94, 107, 112, 114, 115, 116, 118, 123, 130, 141, 157, 158, 160, 161, 162, 164
médico comprensivo y competente, 130
médico de cabecera, 19, 20, 87, 107, 114, 115
médico especialista, 37
médico profesional, 47
medida profiláctica, 30
medidor digital, 56
médula, 31, 36
médula espinal, 31
médula ósea, 36
mejilla, 49
mentas, 92
mente del paciente, 128
mentón, 40, 49
metabolismo del cuerpo, 108
metástasis, 9, 104, 107, 139
metástasis del cáncer, 104
metástasis distante, 9
método, 22, 43, 45, 48, 49, 50, 51, 60, 64, 72, 83, 100, 102, 103, 154
método de habla, 49
método de respaldo, 50
método de respiración, 51, 60
método indoloro, 43
metotrexato, 38
micción frecuente, 27
microorganismos, 61, 75
miedo, 19, 105, 126, 132, 133
mielitis transversa, 31
mielosupresión, 35
miopía temporal, 122
miotomía, 99
mis, 6, 7, 95, 111

mis doctor, 6
mis experiencia, 95, 111
moco, 54, 57, 58, 67, 72, 74, 150, 156
modalidad de tratamiento, 30, 43
molestia, 21, 96, 100
molestia de comida, 96
momento del diagnóstico, 131
monoplaza, 123
monóxido, 124
movilidad del cuello, 30, 43
movimiento, 20, 29, 41, 42, 43, 98, 103
movimiento de aire, 103
movimiento reducido, 41
mucosa, 22, 23, 41, 102, 104, 118
mucosa orofaríngea, 22, 23
mucosidad, 77, 81, 83, 84
mucositis, 22, 23, 24, 36, 38, 39
mucositis por radiación, 39
muerte del tejido, 122
músculo, 99, 101
músculo constrictor, 101
muslo, 20
nariz, 8, 13, 54, 55, 56, 59, 60, 68, 74, 88, 96, 103, 106, 116, 117, 144, 145, 149, 150, 153, 154, 156
nariz del paciente, 149
nariz en lugar, 74
nariz responsable, 103
nasofaringe, 29
náusea, 33, 38
necesidad de orinar, 82
neck-cancer-patient, 111
necrosis, 28, 78, 120
necrosis ósea, 120
necrosis por radiación, 78
neofaringe, 102
nervio, 20, 32
nervio auditivo, 32
nervio espinal accesorio, 20
nervios sensoriales, 40, 44
neumólogo, 18

neumonía, 64, 80, 117
neumonía por aspiración, 64, 80
neutropenia, 37
nistatina, 85, 86
nitrato de plata, 79
nivel de humedad, 55
número de glóbulos rojos, 37
nutrición, 6, 24, 35, 38, 78, 88, 89, 107, 114
nutrición adecuada, 35, 38, 88, 107, 114
nutrición deficiente, 78
nutricionista, 38
objeto de desahogos, 135
obstrucción, 10, 31, 33, 80, 90, 91, 95, 154
obstrucción por comida, 95
oclusión del estoma, 47
odinofagia, 22
oído, 10, 13, 32, 107, 122
oído medio e interno, 122
olfato, 88, 103
olor, 25, 63, 103
olor inusual, 63
olores irritantes, 59
omeprazol, 94
oncólogo, 13, 21, 29, 37, 115
oncólogo radiólogo, 21, 29
opción, 12, 15, 44, 73, 100
opción terapéutica, 12, 44, 100
opinión médica, 14
opioides débiles, 105
orientación médica, 60
orofaringe, 153
orofaríngea, 32
osteorradionecrosis, 27, 28, 29, 120, 121, 122, 123
osteorradionecrosis leve, 28
otitis, 32
otitis serosa, 32
otorrinolaringólogo, 47, 75, 91, 98, 100, 102, 114, 115
otorrinolaringólogos, 13
ototoxicidad, 27, 32
oxicodona, 105

oxígeno, 28, 52, 60, 120, 121, 122, 123, 143, 147, 148, 150
oxígeno hiperbárico, 28, 120, 121
oxígeno puro, 121, 122
oxigenoterapia, 119
paciente, 6, 10, 12, 13, 14, 16, 18, 19, 20, 21, 22, 30, 31, 37, 38, 42, 46, 58, 60, 68, 75, 76, 77, 95, 99, 100, 110, 111, 112, 113, 123, 127, 128, 129, 134, 136, 139, 142, 143, 144, 145, 146, 147, 151, 153
paciente inconsciente, 147
paciente laringectomizado, 6, 58, 68, 75, 151
pacientes claustrofóbicos, 140
palpitaciones, 33
pan, 83, 97, 109
paño, 65, 70
pañoleta, 54
pañuelo, 38, 54, 65, 90
pañuelo de papel, 65
pañuelos desechables, 65
parálisis parcial muscular, 101
pared, 77, 79, 96
pared abdominal, 79
pared esofágica posterior, 77
pared faringoesofágica, 96
paroxismos, 33
paroxística, 32, 33
parpadeo excesivo, 101
parte blanda exterior, 73
parte del mecanismo normal, 128
parte del personal médico, 152
parte del sistema, 59
parte interna, 86
parte rígida interna, 73
parte superior, 8, 42, 47, 54, 59, 68, 91, 93, 95, 96, 97, 121
partícula de alimento, 82

pasajes nasales, 103
paso cómodo, 99
pasta, 119, 120
pasta dental, 119, 120
pastilla, 87
patología nueva, 142
patrón de sueño, 89
pecho, 33, 41, 51, 90, 91, 92, 147
pegamento, 62, 69, 70, 72, 73, 158, 160
pegamento viejo, 69
película líquida, 62, 69
pelo, 38, 70
pérdida, 20, 22, 23, 24, 27, 31, 32, 36, 38, 66, 103, 121, 134
pérdida auditiva neurosensorial, 32
pérdida de diente, 121
pérdida de olfato, 103
pérdida de peso, 22, 24
pérdida de sensibilidad, 31
pérdida del pelo, 36, 38
pérdida inevitable, 134
pérdida sensorial, 32
periodo, 38, 93, 129, 133, 154
periodo de luto, 129
período inmediato posterior, 21
peristalsis, 99
persona, 6, 11, 16, 32, 47, 49, 54, 61, 65, 68, 74, 84, 85, 89, 90, 99, 100, 123, 128, 134, 135, 136, 143, 146, 153, 154, 155
persona enferma, 135, 136, 143
personal médico, 112, 143, 145, 149, 151, 153, 159
perspectiva frontal y lateral, 98
peso, 10, 89, 92, 107, 110
peso adecuado, 89
piel, 22, 30, 31, 37, 41, 42, 44, 47, 49, 61, 62, 63, 66,
69, 70, 102, 105, 107, 108, 122
piel del cuello, 49
piel seca, 108
piel seca y gruesa, 108
piel sensible, 63
piel similar, 22
pilocarpina, 27
pitillo, 49
placa, 47, 61, 62, 63, 64, 66, 69, 70, 73
placa base, 47, 61, 62, 64, 66, 69, 70, 73
placa de base, 63
plan de tratamiento, 14, 19, 21, 112, 113, 139
plan nutricional, 89
planeación del tratamiento, 13
plazo del rango, 20
plazo en comparación, 118
pliegue de mucosa, 96
pliegues, 8
pliegues ariepiglóticos, 8
polvo, 54, 57, 61, 66, 67
portátil, 51
posibilidades vocacionales y recreativas, 71
positrones, 132, 139, 140, 141
prenda, 44, 57, 73, 150
prenda cálida, 57
prescripción médica, 93, 94
presencia de cáncer, 11
presencia de edema, 41
presencia de fibrosis, 41
presencia de hongo, 85
presión, 32, 33, 43, 52, 71, 73, 78, 79, 84, 90, 101, 122, 123, 156, 158
presión alta, 33
presión arterial, 33, 158
presión baja, 33
presión de aire, 73
presión de exhalación, 71
presión de oxígeno, 156
presión del aire, 122
presión normal, 122

presión sanguínea, 32, 33
presión sutil, 43
probiótico, 86
probióticos, 86
problema de hongo, 86
problema médico, 18
problema médico específico, 18
problemas dentales, 28, 119, 120
problemas psiquiátricos, 131
problemas súbitos, 144
procedimiento ambulatorio, 123
procedimiento de diagnóstico médico, 140
procedimiento médico, 153
proceso de drenaje, 42
proceso de prueba, 69
producción de ácido, 93, 94
producción de ácido estomacal, 94
producción de glóbulos blancos, 37
producción de glóbulos rojos, 38
producción de moco, 17, 54, 55, 67
producción de mucosa, 80
producción de plaqueta, 37
producción de saliva, 23, 88
profilaxis dental, 28, 120
progresión del tumor, 13
proliferación de tejido conectivo, 41
pronóstico del cáncer, 22, 118
propiedades antimicrobianas, 66
propósito continuo, 130
proteína, 41, 89
prótesis, 7, 46, 47, 52, 59, 71, 75, 76, 77, 78, 79, 80, 81, 82, 83, 84, 85, 86, 90, 92, 94, 117, 145, 147, 152, 153, 158, 159, 160
prótesis de silicona, 75

prótesis de voz, 7, 46, 47, 52, 59, 71, 79, 80, 81, 82, 83, 84, 85, 86, 90, 92, 94, 117, 145, 147, 153, 158, 159, 160
prótesis de voz defectuosa, 85
prótesis de voz extra, 159
prótesis de voz fija, 82
prótesis de voz traqueoesafágica, 159
prótesis defectuosa, 82
prótesis del tamaño adecuado, 80
prótesis fija, 75
prótesis fonatoria, 75, 76, 77, 78
prótesis nueva, 77
proveedor de atención médica, 25
provisión, 158, 160
provisión de intercambiadores, 158
provisión de solución salina, 160
prueba de deglución, 97
prueba de esputo, 116
pseudoepiglotis, 96
pulmón, 68
punción, 76, 77, 78, 79, 80, 90, 91, 94, 96, 145, 151, 159
punción primaria, 46
punción secundaria, 46
punción traqueoesofágica, 46, 75, 77, 78, 80, 90, 91, 94, 96, 145, 151
punta del irrigador, 84
quemadura, 22
quemadura de sol, 22
queso blanco, 89
quimioterapia, 7, 12, 14, 22, 23, 24, 30, 35, 36, 37, 38, 39, 85, 95, 104, 105, 115, 144
quimioterapia adyuvante, 36
quimioterapia citotóxica convencional, 35

quimioterapia concurrente, 24
quimioterapia de inducción, 36
quimioterapia neoadyuvante, 36
quimioterapias radiosensibilizantes, 39
rabeprazol, 94
radiación, 6, 7, 21, 22, 23, 28, 29, 30, 32, 33, 40, 43, 80, 88, 95, 99, 101, 102, 104, 105, 108, 115, 119, 120, 122, 141, 142, 144, 147, 164
radiación en cabeza, 104
radiación previa, 102
radiólogos, 13, 142
radioncólogo, 115, 120
radioterapia, 12, 14, 21, 22, 23, 24, 26, 27, 28, 29, 30, 31, 32, 34, 39, 119, 120
rango, 30, 43, 87
rango de bacteria, 87
rango de movimiento, 30, 43
rayo, 16, 43
rayo de luz intenso, 16
rayo láser, 43
reanimación, 143, 147, 154, 155
reanimación cardiopulmonar, 143, 147, 154
reaparición del cáncer, 115
reaprendizaje, 95
recámara, 123
reconstrucción microvascular, 28
reconstrucción quirúrgica, 27
recuperación, 12, 16, 23, 37, 112, 127, 137
recuperación del cáncer, 12
recuperación del gusto, 23
recuperación exitosa, 137
recurrencia, 6
reentrenamiento, 30, 59
reflujo, 78, 79, 88, 91, 92, 93, 121
reflujo ácido, 92, 93, 121

reflujo ácido estomacal, 121
reflujo de ácido estomacal, 121
reflujo gastroesofágico, 78, 88
regurgitación del ácido, 91
rehabilitación activa, 46
relajación, 92, 94, 105
remisión, 19, 20, 132
remoción, 33, 36, 42, 96
remoción del hueso, 96
remoción quirúrgica, 42
reparación de diente, 28
resección radical, 28
resequedad, 55, 56, 58
resistencia, 33, 37, 52, 60, 66, 67, 68, 78, 85
resistencia del aire, 68
resistencia del hongo, 85
resistencia normal, 67
resistencia vascular periférica, 33
resonancia magnética, 12, 139, 140, 142
respiración, 7, 31, 51, 57, 59, 60, 65, 68, 72, 73, 103, 143, 144, 145, 146, 147, 149, 154, 155
respiración boca, 143, 154, 155
respiración diafragmática, 51, 60, 72
respiración superficial, 52
respuesta de emergencia, 143, 151
respuesta de emergencia médica, 143
respuesta médica, 149
respuesta normal, 126
resultado anormal, 11, 110
resultado del paciente, 118
riesgo, 9, 22, 28, 32, 36, 64, 67, 107, 117, 118, 120, 121, 122, 128, 131, 132, 138, 143, 150, 157
riesgo de broncoaspiración, 138
riesgo de cáncer, 22, 118

riesgo de metástasis, 107
riesgo de muerte tisular, 122
riesgo de suicidio, 131, 132
riesgo de taponamientos, 67
riesgo importante, 32
rigidez, 17, 20, 30, 32, 41, 42, 43
rigidez del cuello, 30, 42, 43
rinorrea, 59
ronquera persistente, 10
ruptura, 32, 71, 102, 122
ruptura del tímpano, 122
rutina, 114, 120, 156
sabor, 24, 92
sal, 23
sala de terapia, 123
salida del aire pulmonar, 57
saliva, 22, 23, 27, 104, 119
saliva artificial, 23, 27
salud dental, 107
salud general, 12, 13
salud mental, 130, 132, 136
sandía, 83
sangre, 10, 32, 33, 37, 58, 59, 86, 106, 122, 140
sección, 72, 75, 82, 100, 104, 143
sección anterior, 82
sección estrecha, 100
secreción, 59, 101, 122
secreción de acetilcolina, 101
secreciones, 23, 59, 67, 81, 116
secreciones nasales, 59, 116
secreciones orales gruesas, 23
secreciones secas, 81
sedación, 100, 152, 153
sedante suave, 140
segmento del espasmo faringoesofágico, 102
segmento vibrante, 101
seguimiento, 80, 114, 115, 130, 139
seguimiento del cáncer, 139
seguimiento médico continuo, 115
seguimiento rutinario, 114

seguimientos rutinarios, 114
sello, 61, 66, 71, 72, 73
sello hermético, 61, 66
seno maxilar, 29
sensación, 19, 27, 31, 37, 41, 123, 130
sensación de control, 19
sensación de pesadez, 41
sensación temporal, 123
sentido del olfato, 103
sentimiento, 126
sequedad, 22, 27, 118
sequedad bucal, 22, 27, 118
serie de dilatores, 100
serie de foto, 12
serie de terapia, 120
servicio de urgencia, 151
servicio telefónico, 52
servicio telefónico nacional, 52
servicio telefónico tradicional, 53
sesión de radioterapia, 25
sesión de terapia, 123
sesión de tratamiento, 25
sialagogos, 27
silicona, 46, 75
síndrome, 31, 121, 122, 124
síndrome de descompresión, 121, 122, 124
síntoma, 37, 59, 133
síntoma de neumonía, 59
síntomas de cáncer, 106
síntomas sistémicos, 108
síntomas tardíos, 10
sistema circulatorio, 40
sistema de drenaje, 40
sistema inmunitario, 87
sistema inmunológico, 64
sistema nervioso, 32, 33
sistema nervioso central, 33
sistema nervioso periférico, 32
sistema respiratorio, 54, 59, 68
sitio, 7, 16, 34, 35, 39, 44, 62, 65, 73, 74, 94, 145, 150
sitio canceroso, 16

sitio de estoma, 74
sitio de traqueostomía, 73, 145
sitio del estoma, 65, 73, 74
sobrecrecimiento, 84, 86, 87
sobrecrecimiento de bacteria intestinal, 87
sobrecrecimiento de hongo, 84, 86
sobreproducción de moco, 55
sobreviviente, 6
sociedad médica local, 20
sodio, 23, 120
sol, 22, 84
solución de bario, 12
solución de bicarbonato, 120
solución salina, 84, 157
solución salina estéril, 84
sombra del cáncer, 127
sonda, 11, 17, 24, 31, 61, 96
sonda de alimentación, 24, 31
sonda de traqueostomía, 61
sonido, 14, 49, 50
sopa, 83
sorbos frecuentes, 27
stent, 33
subglotis, 8
succión, 147, 153
suciedad, 54, 61
sudoración, 108
sueño, 109
suero, 58
suero fisiológico, 58
suicidio, 125, 131, 132
suministro sanguíneo reducido, 31
suplemento, 87
suplemento nutricional, 87
supraglotis, 8
susceptibilidad, 36, 117
suspensión, 24, 85, 86
suspensión casera, 86
suspensión de nistatina, 86
suspensión oral, 86
sustancia radioactiva, 140
sustituto, 109, 119

sustituto de saliva, 119
sustituto genérico, 109
sustitutos salivales, 27
tablero, 17
tablero mágico, 17
tamaño, 12, 13, 14, 36, 57, 69, 76, 80, 104, 106, 132
tamaño del tumor, 12, 13, 36
tapón, 58, 77, 82, 144, 147, 154
tapón de moco, 144, 147, 155
tapón de prótesis, 77
tapón del fabricante, 82
tapón específico, 82
taponamiento, 58, 123
taponamientos, 58
taponamientos de moco, 58
tasa de depresión, 131, 132
tasa de suicidio, 131
taza de agua caliente, 81
técnica del bostezo cortés, 103
tejido, 20, 41, 78, 79, 92, 96, 122, 139, 147
tejido cicatrizal, 96
tejido conectivo, 139
tejido de granulación, 78, 92
tejido del brazo, 147
tejido enfermo, 139
tejido esofágico, 79
tejido normal, 139
tejido suave, 41
tejidos subcutáneos, 30
teléfono, 52, 137, 160
teléfono especial, 53
temperatura, 25, 54, 61, 66, 81
temperatura ambiente, 25, 81
terapeuta, 13, 42, 43, 47, 69, 72, 75, 80, 84, 95, 130, 158, 160
terapeuta de linfedema, 42, 43
terapeuta del habla, 84, 95, 158, 160

terapeuta del habla-lenguaje, 84, 95, 158, 160
terapeutas, 7, 30, 43, 46, 48, 70, 75, 89, 137, 159
terapeutas del habla, 159
terapeutas del habla-lenguaje, 159
terapeutas del lenguaje, 137
terapeutas físicos, 30, 43
terapéutica, 42
terapia, 12, 20, 21, 28, 35, 63, 85, 110, 112, 121, 122, 123, 124, 126
terapia antifúngica, 85
terapia antimicrobiana, 63
terapia de oxígeno, 28, 121
terapia física, 20
terapia sistémica específica, 35
textura leñosa, 29
tiempo, 12, 15, 16, 17, 19, 21, 22, 26, 27, 29, 31, 32, 35, 40, 42, 46, 48, 50, 55, 56, 61, 62, 66, 69, 72, 73, 75, 76, 78, 80, 82, 84, 85, 88, 89, 90, 93, 94, 97, 99, 100, 105, 115, 133, 136, 140, 141, 151, 154, 157
tiempo en tierra, 157
tipo, 14, 16, 21, 24, 36, 42, 45, 47, 48, 58, 62, 69, 77, 78, 82, 87, 95, 105, 107, 115, 131, 144
tipo de bacteria, 87
tipo de bacteria viva, 87
tipo de cáncer, 131
tipo de cirugía, 16, 45
tipo de habla, 48
tipo de instrumentación, 48
tipo de malignidad, 107
tipo de paciente, 144
tipo de pegamento, 62
tipo de tratamiento, 14, 105
tipo pistón, 78
tiroides, 31, 109
tiroxina, 109
tiroxina libre, 110
toalla, 65, 69, 70, 84

toalla de papel, 65
toalla de papel fuerte, 65
toalla de tela, 65
toalla húmeda, 69
toalla limpia, 84
toallita, 62, 69
toallita de eliminación, 62, 69
tomografía, 11, 132, 139, 140, 141, 142
tomografía por emisión, 132, 139, 140, 141
torrente sanguíneo, 9, 42, 139, 156
tos, 10, 65, 79, 92, 106
tos crónica, 10, 106
tos excesiva, 79
tos inexplicable, 92
toxicidad del oxígeno, 122
toxina botulínica, 100
trabajador social, 130
trabajos dentales, 142
tracto, 36, 61, 66, 164
tracto del paciente, 78
tracto digestivo, 36
tracto respiratorio, 61, 66, 164
tracto traqueoesofágico, 80
transición oral y faríngea, 98
tránsito faríngeo, 101
trapo húmedo, 157
traqueostoma, 47, 59
traqueostomía, 31, 62, 66, 145, 150
traqueostomía temporal, 31
tratamiento, 6, 8, 11, 13, 14, 15, 16, 19, 20, 21, 22, 23, 24, 26, 27, 28, 29, 30, 31, 33, 34, 35, 36, 37, 39, 42, 43, 64, 79, 88, 92, 93, 101, 104, 105, 106, 108, 111, 115, 119, 120, 121, 123, 124, 125, 132, 136, 137, 139, 143, 144, 145, 150
tratamiento bucal, 29
tratamiento complementario, 35
tratamiento cosmético, 101

tratamiento de cáncer, 16
tratamiento de radiación, 6, 29
tratamiento del cáncer, 8, 14, 35
tratamiento del dolor, 104, 105
tratamiento del linfedema, 42
tratamiento del reflujo, 79, 92, 93
tratamiento del reflujo ácido, 92, 93
tratamiento eventual, 19
tratamiento inadecuado, 145, 150
tratamiento médico y quirúrgico, 106
tratamiento previo, 35, 143
trauma, 58, 78, 95, 134
trauma emocional, 134
trismo, 27, 29, 41, 88
trismo crónico, 29
trombosis venosa profunda, 156
trozo de alimento, 77
trozo de mucosidad seca, 82
tubo, 46, 47, 49, 50, 58, 62, 123, 145
tubo de laringectomía, 47
tubo de plástico transparente, 123
tubo de traqueostomía, 62, 145, 147
tubo pequeño, 46
tubo plástico, 58
tubo semejante, 49
tumor, 12, 16, 104, 118, 141
tumor pequeño, 141
tumores subglóticos, 8, 10
tumores subglóticos primarios, 10
ubicación, 10, 12, 13, 14, 21, 22, 27, 43, 70, 76, 78, 141, 160
ubicación del linfedema, 43
ubicación del tumor, 13, 21
ubicación inadecuada, 78

ultrasonido, 28, 32
ultravioleta del sol, 84
uñas quebradizas, 108
unión neuromuscular, 101
urgencia por dificultad, 150
uso, 13, 24, 28, 29, 46, 62, 64, 66, 67, 69, 72, 73, 79, 84, 86, 100, 114, 116, 120, 147
uso de esteroides, 100
uso de hilo, 120
uso de prótesis, 79
uso del hilo, 28
vacío sutil, 103
vacuna, 116, 117, 118
vacuna antineumocócica, 117, 118
vacuna antineumocócica polisacárida, 117
vacuna inactivada, 116
vacuna polisacárida antineumocócica, 118
vacuna viva, 116
vacunación, 114, 115, 116
valencias, 118
válvula, 46, 47, 70, 72, 75, 77, 78, 81, 82, 85
válvula automática, 47, 70
válvula de aleta, 75, 77, 78
válvula en sentido antihorario, 72
válvula interna, 81
vapor, 56
vapor de agua, 56
vapores volátiles, 67
vaso, 90, 109
vaso completo, 109
vasos linfáticos, 40, 42
vasos linfáticos profundos, 42
vendajes, 43
ventilación, 74, 148, 149, 150, 153, 154
vía, 7, 10, 11, 17, 26, 45, 49, 50, 57, 58, 137, 146
vía intraoral, 17, 49, 50
vía respiratoria, 7, 10, 11, 45, 57, 58, 146

vías respiratorias, 6, 54, 56,
    57, 67, 68, 73, 80, 115,
    117, 144, 145, 146, 147,
    152, 153, 154, 156, 158,
    160
vibración, 45, 49, 145
vibrador externo, 49
vida, 6, 7, 15, 21, 30, 39, 43,
    58, 72, 78, 87, 88, 92, 96,
    100, 119, 120, 126, 127,
    128, 129, 130, 132, 133,
    135, 136, 137, 141
vida plena y gratificante, 137
vida productiva y
    significativa, 135
video, 7, 70, 76, 98, 153
videofluoroscopia, 98
viento directo, 22
vinblastina, 39
virales, 24, 67
virus, 9, 67, 116, 117
virus del papiloma humano, 9
virus del resfriado, 117
virus muerto, 116

virus vivo, 116
viscosos, 82
vista lateral, 160
visualización, 11, 80, 98, 102,
    115, 139
visualización directa, 80, 102
volumen de tejido salival, 23
vómito, 22, 24, 25, 26, 36, 38
vómito persistente, 26
voz, 8, 14, 41, 46, 51, 52, 68,
    71, 73, 74, 75, 76, 80, 81,
    82, 83, 85, 86, 92, 94, 95,
    101, 106, 109, 129, 135,
    162, 164
voz audible, 8
voz débil, 74
voz esofágica, 101
voz ronca, 92, 106, 109
voz ronca y apnea, 109
voz traqueoesofágica, 75
vuelo, 156, 157
xerostomía, 22, 23, 27, 118
yogur, 83, 97
zonas irradiadas, 120

www.ingramcontent.com/pod-product-compliance
Lightning Source LLC
Chambersburg PA
CBHW021815170526
45157CB00007B/2598